Diabetes Essensplanung Kochbuch

für Neu-Diabetiker

Ein 28-Tägiger Leitfaden für den Umgang mit Typ-2-Diabetes und Prädiabetes

Nila Mevis

Inhalt

Einführung

Sie fühlen sich also nicht wie Sie selbst. Vielleicht gibt es nicht einmal echte Symptome, die zeigen, was mit Ihnen los ist. Die Chancen stehen gut, dass Sie an Prädiabetes leiden, einer Krankheit, die viele von uns erleben, ohne es zu wissen. Wenn Sie diesen Warnruf, der scheinbar auf Flugmodus eingestellt ist, ignorieren, beginnen Sie mit dem Abrutschen in einen voll entwickelten Diabetes.

In einer Welt, die von der Angst vor unbekannten Leiden wie Krebs, Krankheiten und psychischen Belastungen beherrscht wird, ist es wichtig, sich seiner Gesundheit bewusst zu sein und sie zu kontrollieren. Zu wissen, ob Sie ein Kandidat für die Entwicklung von Diabetes sind oder bereits Diabetes haben, ist entscheidend für ein langes, gesundes und erfülltes Leben.

Wissen ist Macht", sagt ein Sprichwort, und dieses Buch enthält all das Wissen, das ich auf meiner persönlichen Reise mit Diabetes erworben habe. Ich teile es hier in der Hoffnung, dass auch Sie Ihr Leben wieder auf den Weg der Gesundheit und Vitalität bringen können.

Ich werde Ihnen einige nackte Tatsachen über Diabetes erzählen, aber ich bin kein Arzt, also möchte ich Sie nicht mit medizinischem Zeug langweilen. Stattdessen spreche ich aus meinem Herzen und aus meiner eigenen, mäandernden Erfahrung. Ich werde Sie dabei unterstützen, Ihren Diabetes-Status herauszufinden, die verschiedenen Arten von Diabetes zu kennen und zu wissen, was das für Sie bedeutet. Ich werde Ihnen einige Behandlungsmöglichkeiten für Diabetes erläutern und Ihnen helfen, Ihre Vorstellungen von Lebensmitteln, Gesundheit, Ernährung und einem Leben mit Diabetes von ganzem Herzen neu zu formulieren.

Es ist nicht alles einfach. Schließlich wissen wir, dass die Feiertage von Schlemmerei und Genuss geprägt sind. Wie können Sie also mit Diabetes umgehen, wenn alle um Sie herum leben, als wäre es ihr letztes Stündlein? Auch hier habe ich ein paar gute Ratschläge parat, und Sie müssen nicht zu dem Spielverderber werden, den Sie fürchten, wenn Sie mit Diabetes leben.

Letztendlich geht es in diesem Buch darum, wie Sie sich als Diabetiker gesünder ernähren können, und nachdem ich meine Grundlage erläutert habe, werde ich Sie mit mit erstaunlichen Rezepten segnen, die auf dem Fünf-Zutaten-Prinzip basieren. Es ist ganz einfach, wenn Sie wissen, wie es geht. Also, kommen Sie und ziehen Sie Ihre Schürze an, während ich ein paar Töpfe und Pfannen hole und ein Festmahl zaubere, das Sie nicht bereuen werden.

KAPITEL 1

Ihre Diabetiker-Diät-Fibel

Sie sind zum Arzt gegangen, weil Sie sich vielleicht krank fühlten, kleinere Schnittwunden nur mühsam abheilten oder blaue Flecken länger zu dauern schienen als sie sollten. Vielleicht waren Sie ständig durstig oder haben öfter als sonst die Toilette benutzt. Was auch immer Ihre Beweggründe waren, Sie erhielten die schlechte Nachricht: Sie sind Diabetiker!

Mein Arzt, der wusste, dass ich medizinisch nicht sehr bewandert bin, hat mir die Grundlagen auf sehr interessante Weise erklärt, und es machte Sinn, also möchte ich es mit Ihnen teilen:

Unser Körper hat nämlich die Eigenart, alle kohlenhydrathaltigen Lebensmittel in Zucker umzuwandeln. Obwohl ich also nicht tütenweise Zucker gegessen hatte, hatte ich irgendwie viel zu viel Zucker in meinem Blutkreislauf, als gut für mich war. Das macht den Körper nicht gerade zu einem angenehmen Ort zum Leben; stattdessen ist dieser Zucker wie Rost und haftet an allem im Körper und bringt alle Systeme durcheinander (Herz, Augen, Eingeweide und sogar die Nerven).

Natürlich ist Ihr Körper widerstandsfähig, und Ihre Bauchspeicheldrüse produziert dieses wirklich coole Hormon namens Insulin, das wie ein Schlüssel ist und durch Ihren Körper wandert und alle Zellen öffnet, damit der Zucker dorthin gelangen kann, wo er hingehört (statt in den Blutkreislauf) und tatsächlich gute Dinge tun kann, wie z. B. Ihnen Energie zum Laufen oder für das Fitnessstudio geben. Normalerweise wird dadurch der überschüssige Zucker aussortiert und der Körper kommt wieder ins Gleichgewicht.

Aber manchmal widersteht Ihr Körper leider dem Insulin, und Sie haben ein Problem ... Sie haben Diabetes.

Die Welt des Diabetes: Kenne deinen Typ

Sobald Ihr Körper anfängt, sich den Bemühungen des Insulins zu widersetzen, haben Sie einen so genannten Typ-2-Diabetes. Ihre Bauchspeicheldrüse ist ein braver kleiner Soldat, der den Kampf nicht aufgeben will. Sie schaltet auf Hochtouren und produziert mehr und mehr Insulin, aber dann geht ihr der Saft aus. Das Insulin beginnt, immer mehr Zucker in die Zellen zu pumpen, aber das kann nicht aufrechterhalten werden, und so geht Ihnen das Insulin aus. Aus diesem Grund müssen Menschen mit Typ-2-Diabetes regelmäßig ihren Blutzuckerspiegel kontrollieren. Zum Glück gibt es ein kleines Gerät, das dies tun kann.

Wenn Sie wissen, wie hoch Ihr Blutzuckerspiegel ist, können Sie besser entscheiden, was, wann und wie viel Sie von kohlenhydrathaltigen Lebensmitteln essen wollen.

Auf diese Weise können Sie Ihren Zuckerspiegel täglich ausgleichen. Dieses Gleichgewicht zu finden, kann jedoch schwierig sein, und auch wenn Sie Tests durchführen können, hilft Ihnen das nicht dabei, Ihren persönlichen Sweet Spot zu finden, der Sie auf Kurs hält. Wissen und sachkundige Entscheidungen helfen Ihnen, dieses Ziel zu erreichen.

Der erste Schritt besteht darin, den Diabetes-Typ zu bestimmen, den Sie haben:

- **Prädiabetes**

Wenn Sie dazu neigen, einen höheren Zucker- oder Glukosespiegel im Blut zu haben, als als normal angesehen wird, spricht man von Prädiabetes. Das bedeutet, dass Sie beginnen, sich zu einem Diabetiker zu entwickeln. Vielleicht bemerken Sie fast keine Symptome, aber die Auswirkungen sind kumulativ, und wenn Sie nichts dagegen unternehmen, werden Sie einen Typ-2-Diabetes entwickeln.

- **Typ-1-Diabetes**

Manche Kinder haben eine natürliche Tendenz, dass sich ihr Immunsystem gegen ihren eigenen Körper wendet. Dies führt in der Regel dazu, dass die körpereigene Abwehr die insulinproduzierenden Betazellen in der Bauchspeicheldrüse zerstört. Infolgedessen stellt ihr Körper kein Insulin her. In diesem Fall ist eine medikamentöse Behandlung mit Insulin erforderlich. Ohne genügend Insulin kann man einen glykämischen Schock erleiden, ins Koma fallen und sterben. Die Ernährung spielt zwar bei allen Formen von Diabetes eine große Rolle, aber Sie müssen die Behandlung Ihres Arztes mit der 5-Zutaten-Diabetes-Diät kombinieren.

- **Typ-2-Diabetes**

Typ-2-Diabetes ist die häufigste Form von Diabetes bei Erwachsenen und entsteht durch einen unzureichenden Insulinspiegel. Sie sind energielos und leiden unter einer Reihe von Symptomen, die auf einen zu niedrigen oder zu hohen Blutzuckerspiegel zurückzuführen sind. Es ist ein bisschen so, als würde ein launischer Teenager in Ihrem Körper leben: In der einen Minute sind Sie high, in der nächsten streiten Sie oder sind schläfrig, und dann haben Sie plötzlich schlechte Haut und müssen zu den seltsamsten Zeiten pinkeln. Am ernsteren Ende der Skala könnte die zusätzliche Glukose zu Taubheitsgefühlen in den Extremitäten führen, und der kleine Papierschnitt, den Sie kaum bemerkt haben, könnte innerhalb weniger Tage zu einer wütenden infizierten Wunde werden, da Ihr Immunsystem nicht so reagiert, wie es sollte.

Vorbeugung von Prädiabetes

Vorbeugen ist immer besser als heilen. Wenn Sie verhindern können, dass Sie an Diabetes erkranken, bevor Sie tatsächlich erkranken, ersparen Sie sich ein lebenslanges Gefangensein in Ihrem Körper. Es ist nicht einmal besonders schwierig.

Die Forschung hat bewiesen, dass Sie, wenn Sie Prädiabetiker sind, die Wahrscheinlichkeit des Ausbruchs von Typ-2-Diabetes verringern können, wenn Sie 7 % Ihres Körpergewichts abnehmen und ein moderates Bewegungsprogramm durchführen. Etwas so Einfaches wie ein täglicher Spaziergang in der Nachbarschaft kann Ihr Leben retten.

Sollten Sie bereits an Typ-2-Diabetes erkrankt sein, ist dies kein Todesurteil. Sie sind kein "wandelnder Toter", und wenn Sie ein gesundes Gewicht halten, regelmäßig Sport treiben und sich vernünftig ernähren, können Sie die Insulinaufnahme Ihres Körpers verbessern und so den Zuckerspiegel in Ihrem Blut senken. Sie können den launischen Diabetes-Teenager wegschließen und ein gesundes und erfülltes Leben führen.

Diabetes Behandlungsmöglichkeiten

Bei der Behandlung von Diabetes geht es nicht darum, irgendeine Störung in Ihrem Leben loszuwerden. Vielmehr geht es um das Management. Einmal als Diabetiker diagnostiziert, werden die meisten Menschen nicht auf magische Weise wieder zu Diabetikern. Das bedeutet, dass Sie sich nicht in Ihrem Schrank verstecken und sich weigern können, sich mit der Realität und den Auswirkungen von Diabetes auf Ihre Gesundheit auseinanderzusetzen.

Um Ihre Gesundheit zu erhalten, müssen Sie sich medizinisch und diätetisch behandeln lassen und eine Kombination aus körperlicher Aktivität und ausgeglichener geistiger Gesundheit anstreben.

Medizinische Behandlung

Für die Behandlung und das Management Ihres Diabetes ist es wichtig, dass Sie Ihren Blutzuckerspiegel kennen. Wenn Sie Ihren "Sweet Spot" nicht kennen, können Sie die Aufnahme von Kohlenhydraten oder Saccharose und die Produktion von Insulin nicht regulieren. Bei Typ-1-Diabetes ist dies besonders wichtig, da Sie möglicherweise Insulin spritzen müssen, um Ihren Blutzucker zu regulieren.

Das Testen Ihres Blutzuckerspiegels ist nicht so, als würden Sie zufällig Ihren Kontostand am Geldautomaten überprüfen. Sie müssen organisiert sein - Ihr Leben kann davon abhängen.

Wenn Sie als Diabetiker diagnostiziert werden, müssen Sie vorbereitet sein und Ihre Tests gewissenhaft durchführen:

- Tragen Sie Ihre Prüfgeräte immer bei sich.

- Verwenden Sie neue Teststreifen und halten Sie sie von Hitze und Sonnenlicht fern.
- Machen Sie das Testen zu einem Teil Ihres Lebens und testen Sie jeden Tag zu den gleichen Zeiten.
- Planen Sie die regelmäßige Wartung und Kalibrierung Ihrer Prüfmaschine ein.
- Halten Sie Ihre Ergebnisse in einem Notizbuch oder einer App auf Ihrem Handy fest.
- Verwalten Sie Ihr Testgelände effektiv und sicher.

Die Kenntnis Ihrer Zuckerwerte hilft Ihnen bei der Planung Ihrer Ernährung und ermöglicht es Ihnen, Ihren Diabetes mit einer sorgfältigen Ernährungsplanung in den Griff zu bekommen.

Diätetische Behandlung

Bei der medizinischen Ernährungstherapie (MNT) berät Sie Ihr Arzt darüber, welche Lebensmittel Sie meiden sollten, welche Sie vermehrt zu sich nehmen sollten und wann und wie viel Sie essen sollten. Dies hilft Ihrem Körper, mit Ihrer individuellen Diabetesdiagnose Schritt zu halten. Kein Diabetiker gleicht dem anderen, und während Sie sich vielleicht ab und zu einen Schokoriegel gönnen können, bekommt Ihr Nachbar vielleicht einen Anfall, wenn er auch nur ein bisschen Schokolade nascht.

In zahlreichen Tests und Forschungsstudien wurde festgestellt, dass die DASH-Diät, die mediterrane Ernährung und vegetarische oder pflanzliche Lebensmittel für die Behandlung von Diabetes am vorteilhaftesten sind. Schließlich sind Sie, was Sie essen.

Ein strukturierter Speiseplan kann Ihnen wirklich helfen, Ihre Blutzuckerwerte unter Kontrolle zu bringen. Wenn Sie sich an einen speziell ausgearbeiteten MNT-Plan halten, können Sie den Blutzuckerspiegel in Ihrem Körper senken und so Ihre Gesundheit optimal erhalten. So haben Sie Ihren Diabetes mit jedem Löffel, den Sie essen, unter Kontrolle.

Körperliche Aktivität und psychische Gesundheit

Stehen Sie auf und bewegen Sie sich. Dadurch werden nicht nur Endorphine ausgeschüttet, die Ihnen helfen, sich besser zu fühlen, sondern es wird auch Ihr Blutzuckerspiegel gesenkt. Auch wenn Sie durch Ihre körperlichen Aktivitäten nicht unbedingt Gewicht verlieren, ist dies ein Gewinn für jeden, der mit Diabetes lebt.

Versuchen Sie, sich in der Woche mindestens zweieinhalb Stunden körperlich zu betätigen. Achten Sie darauf, diese wohltuende Bewegung auf mehrere Tage zu verteilen. Machen Sie nie mehr als zwei aufeinanderfolgende Tage Sport. Dies beugt nicht nur Verletzungen vor, sondern hilft Ihnen auch, sich gesunde Bewegungsgewohnheiten anzueignen.

Das Leben mit Diabetes kann überwältigend sein, und Sie müssen einen starken mentalen Ansatz kultivieren. Typ-2-Diabetes wirkt sich besonders stark auf Ihre Emotionen aus, und Sie leiden möglicherweise unter Stimmungsschwankungen und fühlen sich gestresst. Wenn Sie sich um sich selbst kümmern, können Sie geistig und emotional fit bleiben und sich auf den Punkt bringen.

Wenn Sie zulassen, dass der Zucker Ihr Chef wird, wird Ihre Gesundheit darunter leiden. Diabetesmanagement ist wichtig, um Ihre Gesundheit und Ihr Wohlbefinden zu erhalten. Bleiben Sie positiv und leben Sie verantwortungsbewusst. Es gibt keinen Grund, überfordert oder deprimiert zu sein (auch wenn Sie sich manchmal so fühlen mögen). Im Zweifelsfall wenden Sie sich an andere. Es gibt erstaunliche Online-Selbsthilfegruppen, wie diabetesteam.com oder thediabetessupportgroup.org. Und in vielen Städten gibt es auch Diabetes-Kliniken, in denen Sie Zugang zu Ressourcen und hilfreichen Ratschlägen von medizinischem Fachpersonal erhalten können.

Diabetes ist durchaus behandelbar, und wenn Sie eine kontrollierte Diät einhalten, mit Ihren Ärzten zusammenarbeiten und ein gesundes Gewicht und ein Bewegungsprogramm beibehalten (und, falls erforderlich, Medikamente einnehmen), können Sie Diabetes besiegen.

KAPITEL 2

Ernährung und Diabetes

Die Gestaltung Ihrer Ernährung zur Unterstützung und Bewältigung Ihres Diabetes ist oft eine entmutigende Herausforderung. Was können Sie essen? Sollten Sie Zucker oder Kohlenhydrate ganz meiden? Wie können Sie sicherstellen, dass Sie trotzdem genügend Nährstoffe zu sich nehmen, um Ihre Gesundheit zu erhalten?

Das sind alles berechtigte Fragen, und auch wenn Sie einen Ernährungsberater konsultieren können, ist es dennoch hilfreich, die Grundlagen zu kennen und in der Lage zu sein, sozusagen selbst im Topf zu rühren. Eine ausgewogene Ernährung ist wichtig, um Diabetes in den Griff zu bekommen und andere Gesundheitsprobleme zu vermeiden. Die Reduzierung von Kohlenhydraten und Kalorien kann Ihnen zwar helfen, Gewicht zu verlieren und Ihren Blutzuckerspiegel zu senken, sie kann aber auch dazu führen, dass Sie anämisch werden, Verdauungsstörungen bekommen und bei Typ-2-Diabetes sogar in eine Depression abrutschen.

Es geht darum, besser und gesünder zu leben, nicht darum, zu hungern. Sie müssen keine teuren kommerziellen "Diabetiker-Mahlzeiten" kaufen. Es liegt an Ihnen, herauszufinden, was für Ihr Budget, Ihren Geschmack und Ihre individuellen Ernährungsbedürfnisse geeignet ist.

Makronährstoffe

Auf diese Grundbausteine sollten Sie Ihre Ernährung ausrichten, denn sie liefern den Brennstoff, den Ihr Körper zum Funktionieren braucht:

- **Kohlenhydrate**

Quellen: Quinoa, brauner Reis, Gerste sowie frisches Gemüse und Obst.

Sie müssen nicht auf alle Kohlenhydrate oder Stärken verzichten, auch wenn diese in Ihrem Blutkreislauf in Glukose umgewandelt werden können. Zunächst einmal sind Kohlenhydrate nicht alle gleich. Kohlenhydrate gibt es in einfacher und komplexer Form, und die einfachen Kohlenhydrate, die in Milchprodukten und Gemüse enthalten sind, sind wichtige Bausteine, die gut für Sie sind. Außerdem bezieht Ihr Körper den größten Teil seiner Energie aus Kohlenhydraten. Obst ist zwar auch reich an Kohlenhydraten, enthält aber größere Mengen an Saccharose oder Zucker, die sich nicht mit Ihrem Blutzuckerspiegel vertragen.

Insgesamt sollten Sie sich bemühen, Lebensmittel mit komplexen Kohlenhydraten zu verzehren, da diese reich an Nährstoffen sind und, da sie langsamer verdaut werden, Ihr

System nicht mit einem Blitz von Zucker überfluten. Da sie sättigender sind, essen Sie auch weniger, unterdrücken Heißhungerattacken und nehmen dadurch ab. Eine gute Nachricht für Menschen mit Typ-2-Diabetes.

Ballaststoffreiche Getreidequellen und natürliche Stärken sind großartige Quellen für Vollkorn und komplexe Kohlenhydrate. Sie eignen sich hervorragend als Sattmacher in Ihrer Ernährung. Erwachsene sollten 45-60 Gramm Kohlenhydrate pro Mahlzeit zu sich nehmen. Wenn Sie sich also satt fühlen und nicht hungern wollen, müssen Sie langsam freisetzende Kohlenhydrate zu sich nehmen.

Wenn Sie den glykämischen Index (GI) der Lebensmittel in Ihrer Ernährung kennen, können Sie Ihre Mahlzeiten so planen, dass Sie genügend Kohlenhydrate mit langsamer Freisetzung zu sich nehmen, um satt zu werden und ein nachhaltiges Energieniveau zu erhalten. Je niedriger der glykämische Index ist, desto weniger steigt der Blutzuckerspiegel im Körper an. Aus diesem Grund werden so viele Lebensmittel als Lebensmittel mit niedrigem GI bezeichnet.

Die glykämische Last (GL) ist ein weiterer Faktor bei der Planung Ihrer Mahlzeiten. Dies ist eine Skala, mit deren Hilfe Sie feststellen können, wie schnell Ihr Blutzuckerspiegel nach dem Verzehr von einem Gramm kohlenhydratreicher Nahrung ansteigen wird.

Als goldene Regel für Kohlenhydrate gilt, dass Sie einfache Kohlenhydrate begrenzen, Zuckerzusätze vermeiden und möglichst ganze (oder komplexe) Kohlenhydrate oder ballaststoffreiche Kohlenhydrate zu sich nehmen sollten.

- **Eiweiß**

Quellen: Fisch, mageres Hackfleisch, Milchprodukte, Eier und rotes Fleisch (versuchen Sie, diese einzuschränken).

Die Aufnahme von Eiweiß in Ihre Ernährung ist auch eine Möglichkeit, eine weitere Energiequelle zu nutzen. Es ist, als hätte man ein Auto, das sowohl mit Benzin als auch mit Strom fährt. Ein zusätzlicher Vorteil ist, dass der Verzehr von Eiweiß und Kohlenhydraten zusammen für einen stabileren Zuckerspiegel sorgt, da Eiweiß langsamer verdaut wird als Kohlenhydrate, was wahrscheinlich der Grund dafür ist, dass Sie sich nach einem guten Weihnachtsessen so satt fühlen.

Eiweiß wird aus zwei Quellen gewonnen, nämlich aus pflanzlichen und tierischen Proteinen. Pflanzliche Proteine enthalten zusätzliche Ballaststoffe, die zur Regulierung des Verdauungssystems beitragen, und sie sind auch für die Nieren viel verträglicher. Auch wenn die Wissenschaft darauf hinzuweisen scheint, dass der Verzehr von pflanzlichen Proteinen für Typ-2-Diabetiker am vorteilhaftesten ist, können Sie dennoch alle Vorteile genießen, indem Sie einfach Ihre Ernährung so anpassen, dass sie mehr pflanzliche Proteine enthält, und Sie müssen überhaupt nicht vegan oder vegetarisch werden.

- **Fett**

Quellen: Fetter Fisch wie Lachs und Sardellen, Samen wie Chiasamen, Olivenöl, Nüsse, Avocado, grünes Blattgemüse und Oliven.

Wir alle kennen das Konzept der Fettverbrennung. Deshalb schuften Sie im Fitnessstudio und versuchen, Fett von Ihrem Hintern zu verbrennen, nicht wahr? Stimmt nicht. Körperfett ist einfach gespeicherte Energie. Die Fette, die Sie essen sollten, heißen jedoch ungesättigte Fette. Als Faustregel gilt, dass sie bei Zimmertemperatur flüssig sind.

Mehrfach ungesättigte Fette, wie die Öle oder Fettsäuren in Fisch, gelten als essenzielle Fette und sind für Ihre Ernährung sehr wichtig, da Ihr Körper sie nicht selbst herstellen kann. Omega-3-Fettsäuren sind ein Beispiel dafür, und Sie sollten auch einfach ungesättigte Fette, wie sie in Avocados enthalten sind, zu sich nehmen.

Sie sollten Transfette (gehärtete Fette) so weit wie möglich vermeiden. Dabei handelt es sich um Fette, die von den Herstellern so verändert wurden, dass sie ein zusätzliches Wasserstoffmolekül enthalten. Diese Fette sind gefährlich für Ihre Gesundheit, da sie unnatürlich sind und den Cholesterinspiegel erhöhen.

Andere essentielle Nährstoffe, die hinzugefügt oder vermieden werden sollten

- **Vitamin D**

Quellen: Schwertfisch, Lachs, Thunfisch, Sardinen, Eier und Shiitake-Pilze.

Eine Ernährung mit einem Mangel an Vitamin D wird mit einem Rückgang der Insulinproduktion in Verbindung gebracht. Für Menschen, die an Typ-2-Diabetes leiden, ist das eine schlechte Nachricht. Achten Sie darauf, dass Sie Vitamin-D-reiche Lebensmittel in Ihre Ernährung aufnehmen.

- **Magnesium**

Quellen: Grünes Blattgemüse, Samen, Nüsse, Avocados und Hülsenfrüchte.

Dieser Mineralstoff ist für eine ganze Reihe von Prozessen in Ihrem Körper unerlässlich. Achten Sie darauf, große Mengen an magnesiumreichen Quellen in Ihre Ernährung aufzunehmen, um Ihren Blutdruck zu kontrollieren, die Zellgesundheit zu regulieren, wichtige Neurotransmitter zu produzieren und das Risiko der Entwicklung von Typ-2-Diabetes zu verringern.

- **Natrium**

Quellen: Verarbeitete Lebensmittel wie Imbissbuden, handelsübliche Soßen und verpackte Lebensmittel wie Kartoffelchips, Trockenfleisch und verarbeitete Säfte.

Natrium mag ein großartiges Konservierungs- und Geschmacksmittel sein und verleiht vielen verarbeiteten Lebensmitteln einen besonderen Geschmack, aber es ist SEHR ungesund für Sie. Da es das Risiko für Herzkrankheiten, Bluthochdruck und Schlaganfälle erhöht, ist es auch für Diabetiker ein absolutes Tabu. Ich empfehle Ihnen, es so weit wie möglich aus Ihrer Ernährung zu streichen - es handelt sich allerdings nicht um normales Kochsalz, das überhaupt kein Natrium enthält. Prüfen Sie also den Natriumgehalt eines Produkts, bevor Sie es in Ihren Einkaufswagen und in Ihren Körper legen.

Vorbereitung auf Ihre Diabetes-Ernährungsentscheidungen

Ein Leben mit Diabetes ist kein Todesurteil, und mit ein wenig Wissen und sorgfältiger Vorbereitung können Sie Ihre Gesundheit leicht in den Griff bekommen und Ihre Mahlzeiten genießen. Achten Sie auf den Verzehr von Vollwertkost, die nicht verarbeitet ist, da diese mehr "gute" Fette, weniger einfache Kohlenhydrate und weniger Natrium enthält. Die meisten Gemüsesorten und mageres Fleisch gelten als Vollwertkost und enthalten alle wichtigen Nährstoffe, die Sie brauchen, sowie alle Aminosäuren, die Ihre Gesundheit benötigt. Ein weiterer Vorteil ist, dass diese Lebensmittel in der Regel langsam verdaut werden und Sie sich länger satt fühlen - so haben Sie weniger Heißhunger und können leichter in den Sommerbikini passen.

Informieren Sie sich. Sie müssen wissen, was Sie Ihrem Körper zuführen. Wenn Sie wissen, was durch Ihre Zähne geht, haben Sie die Kontrolle und können die notwendigen Anpassungen vornehmen, um einen gesunden Insulin- und Blutzuckerspiegel zu erhalten. Diabetes lässt sich durch eine sorgfältige Auswahl der Nahrungsmittel in den Griff bekommen. Die gute Nachricht ist: Wenn Sie sich erst einmal daran gewöhnt haben, sich so zu ernähren, wird es einfacher und macht auch viel mehr Spaß (warten Sie nur, bis Sie meine leckeren Rezepte sehen).

Wenn Sie mit Diabetes leben, sollten Sie wissen, wie viele Kohlenhydrate Ihr Körper mit jeder Mahlzeit aufnimmt. Dies wird als Nettokohlenhydrate bezeichnet. Ziehen Sie bei Vollwertkost einfach die Ballaststoffe ab, und Sie erhalten die Gesamtmenge der Kohlenhydrate. Als Diabetiker sollten Sie die Grammzahl Ihrer Nahrung zählen und alle 15 Gramm (oder eine Kohlenhydratportion) mit Ihrem Insulinspiegel abgleichen.

Sie sollten sich auch über die neuesten Entwicklungen informieren und sich Unterstützung für Ihr Diabetesmanagement holen. Die American Diabetes Association bietet Online-Ressourcen für eine verantwortungsvolle Gestaltung der Mahlzeiten an. Sie können auch eine praktische App wie Carb Manager aus dem Play Store verwenden, mit der Sie Kohlenhydrate und Nettokohlenhydrate verfolgen und verwalten können, was und wann Sie essen.

Das Lesen eines Lebensmitteletiketts ist eine wichtige Fähigkeit für eine gesunde Ernährung. Wenn Sie ein Etikett lesen, sollten Sie darauf achten, dass Sie die folgenden Informationen erhalten:

1. Größe der Portion
2. Kalorien pro Portion
3. Der Beitrag der "bösen" Zutaten zur Kohlenhydratzahl. Achten Sie also auf den Anteil von Fett (insbesondere Transfette), Natrium, Cholesterin, Konservierungsstoffen usw. an der Anzahl der Kohlenhydrate. Sie sollten Lebensmittel mit einem hohen Anteil an diesen Stoffen meiden, da sie nicht gesund sind.
4. Überprüfen Sie den Kohlenhydrat-, Ballaststoff- und Proteingehalt sowie den Gehalt an anderen nützlichen Nährstoffen wie Vitaminen, Mineralien und gesunden Fetten.
5. Informieren Sie sich über den prozentualen Gesamtanteil der einzelnen Komponenten und den Tageswert/die Tagesempfehlung (DV/DR) für jede Komponente. Wenn Sie beispielsweise mit einer Portion Nudeln bereits 100 % des empfohlenen Tageswertes an Kohlenhydraten zu sich nehmen, sollten Sie dieses Lebensmittel noch einmal überdenken, da Ihre tägliche Zufuhr an Kohlenhydraten unausgewogen sein wird.
6. Achten Sie auch auf die Liste der Inhaltsstoffe, um Farb-, Aroma- und Konservierungsstoffe zu vermeiden, die ebenfalls schlecht für Ihre Gesundheit sind.

Das mag ein bisschen wie in einem klassischen Westernfilm wirken: The Good, The Bad, and The Ugly, aber Sie werden sich daran gewöhnen, ein Etikett zu sehen und zu wissen, was gut, was schlecht und was geradezu hässlich ist.

Lebensmittelliste und Portionen

Wenn es um Kohlenhydrate geht, betrachten wir 15 Gramm als eine einzige Kohlenhydratportion. Das ist gut, da man mit einer einzigen Scheibe Brot eine volle Kohlenhydratportion zubereiten kann. Um eine nahrhafte und ausgewogene Mahlzeit zu planen, ist es wichtig, die Mengen der verschiedenen Lebensmittel zu kennen, um die gleiche Menge an Kohlenhydraten zu erhalten. Sie können auch eine App wie MyPlate verwenden, um den Kaloriengehalt jeder von Ihnen zubereiteten Mahlzeit zu verfolgen und zu überprüfen. Hier sind ein paar grundlegende Lebensmittellisten, die Ihnen den Einstieg erleichtern. Jede einzelne Kohlenhydratportion entspricht 15 Gramm Kohlenhydraten für jede der Lebensmittelkategorien:

- **Stärke**

- je ½ Tasse gekochte Haferflocken, grüne Erbsen, Süßkartoffeln, Mais, gekochte Bohnen, gekochte Linsen oder Wegerich
- ⅓ Tasse brauner Reis oder Vollkornnudeln (gekocht), Quinoa (gekocht)
- 1 Tasse Winterkürbis
- 1 Scheibe Vollkornbrot oder ½ englischer Muffin aus Vollkorn
- ¾ Tasse kaltes, nicht zuckerhaltiges Müsli
- ½ Kartoffel (mittelgroß)
- 1 Maiskolben oder Tortilla (aus Mehl)

● **Früchte**

- je ½ Grapefruit oder eine Banane
- je 1 kleine Frucht, wie eine Birne, ein Apfel, eine Orange, ein Pfirsich oder eine Nektarine
- 2-3 kleine Guaven oder Pflaumen, oder getrocknete Pflaumen
- 12 Weintrauben
- ¾ Tasse Heidelbeeren oder frische Ananas
- ⅔ Tasse Kirschen (entsteint)

● **Milchprodukte wie Milch und Joghurt**

- Je 6 Unzen Naturjoghurt oder griechischer Naturjoghurt (eine höhere Proteinquelle)
- 8 Unzen Bio-Vollmilch oder ungesüßte Sojamilch (da sie dichter ist, lässt sie den Blutzucker nicht so schnell ansteigen)

● **Nicht-stärkehaltige Gemüsesorten**

In der Regel sind sie nicht so kohlenhydratreich wie andere Gemüsesorten, so dass jede Portion nur 5 Gramm Kohlenhydrate enthält. Das bedeutet, dass Sie die dreifache Menge essen können, um eine einzige Kohlenhydratportion zu erhalten. Eine Portion (5 Gramm Kohlenhydrate) ist normalerweise ½ Tasse gekochtes Gemüse oder 1 Tasse rohes Gemüse. In Frage kommen: grüne Bohnen, Rosenkohl, Brokkoli, Pilze, Zucchini, Salate und Kohl.

● **Imbisse**

- je ¾ Unze Cracker oder Brezeln
- 3 Tassen Popcorn (luftgepoppt ohne Öl oder Butter oder fettarmes Mikrowellen-Popcorn)
- 10-12 Kartoffelchips

Es ist wahrscheinlich am besten, die Etiketten der einzelnen Snacks, die Sie essen möchten, zu überprüfen, um einen genaueren Leitfaden für Snacks zu erhalten.

Achten Sie darauf, was Sie essen

Sie sollten darauf achten, welche Auswirkungen Ihre Mahlzeiten auf Ihre Gesundheit, Ihren Blutzuckerspiegel und Ihre Fähigkeit, ein produktives Leben zu führen, haben. Ein sicherer Weg, mein Gewicht und meine Gesundheit zu kontrollieren, ist die Portionskontrolle.

Portionsgröße

Wenn Sie Ihre Portionsgröße berechnen, müssen Sie sich darüber im Klaren sein, was tatsächlich in jedem Löffel enthalten ist, der über Ihre Lippen kommt. Das klingt vielleicht furchtbar, ist es aber nicht.

Als Richtwert für die Beibehaltung Ihres derzeitigen Körpergewichts:

- Sie sollten täglich 10 Kalorien pro Pfund Ihres Körpergewichts zu sich nehmen, wenn Sie übergewichtig sind und eine überwiegend sitzende Lebensweise führen.
- Wenn Sie etwas übergewichtig sind, aber regelmäßig Sport treiben, sollten Sie täglich 13 Kalorien pro Pfund Ihres eigenen Körpergewichts zu sich nehmen.
- Bei körperlich aktiven und gewichtskontrollierten Menschen können Sie täglich mehr als 15 Kalorien pro Pfund Ihres eigenen Körpergewichts zu sich nehmen.

Alkohol

Wenn Sie Ihren Wein oder andere Formen von Alkohol lieben, müssen Sie sich darüber im Klaren sein, dass Alkohol oft durch Gärung unter Zugabe von Zucker hergestellt wird. Bier und Süßweine enthalten zugesetzten Zucker und haben einen hohen Anteil an Kohlenhydraten, die den Blutzuckerspiegel sofort in die Höhe treiben können. Alkohol kann aber auch dazu führen, dass der Blutzuckerspiegel abfällt und eine Hypoglykämie oder ein niedriger Blutzuckerspiegel entsteht. Denken Sie daran, wenn Sie sich Ihr Lieblingsgetränk gönnen.

Zuckerersatzstoffe

Wenn Sie versuchen, abzunehmen, oder wenn bei Ihnen Diabetes diagnostiziert wurde, werden Sie die Löffel mit Zucker in Ihrem Tee oder Kaffee schnell wegwerfen. Alternative Süßstoffe wie Stevia, Tagatose und Sucralose sind beliebt und in verschiedenen Formen auf dem Markt erhältlich. Süßen Sie Ihren Tee oder Kaffee mit ein oder zwei Tabletten oder einem Beutel und beobachten Sie, wie die Pfunde purzeln, während Sie Ihren Blutzuckerspiegel konstant halten.

KAPITEL 3

Beginn der Diabetiker-Diät-Reise

Mit diesem Wissen ausgestattet, sind Sie nun bereit, neu anzufangen. Wenn es Ihnen wie mir geht, stehen Sie wahrscheinlich gerade in Ihrer Küche, sehen all die schönen Dinge, die Sie nicht mehr essen können, und fragen sich, wo Sie anfangen sollen. Seien Sie nicht verzweifelt! Fangen wir damit an, von wo aus Sie servieren - Ihrem Teller.

Die Plattenmethode

Dies ist eine sehr einfache Methode, um zu kontrollieren, was Sie essen. Beginnen Sie zunächst mit einem 9-Zoll-Teller. Sie sollten ihn ausmessen, um sicher zu sein, dass er die richtige Größe hat. Denken Sie daran: Je größer Ihr Teller ist, desto mehr werden Sie auftischen und desto mehr werden Sie Ihrem Körper zuführen. Also: 9 Zoll, nicht mehr.

Die Tellermethode ist eine beliebte Theorie, die bei der Gewichtsabnahme, dem Gewichtsmanagement und der Kalorienkontrolle hilft. Jede Mahlzeit wird nach den folgenden Größenvorgaben serviert:

- ½ Teller mit nicht-stärkehaltigem Gemüse (jedes Gemüse mit weniger als 5 Gramm Kohlenhydraten pro Portion)
- ¼ Teller gesundes Eiweiß (tierisch oder pflanzlich ist in Ordnung)
- ¼ ballaststoffreiche Kohlenhydrate (nicht mehr als 15 Gramm für Frauen oder 30 Gramm für Männer)

Sie können auch einige gesunde Fette hinzufügen, aber nicht mehr als 5-6 Löffel als Teil eines Salatdressings, Nüsse oder Samen oder bei der Zubereitung Ihrer Mahlzeit. Außerdem werden Sie vielleicht feststellen, dass Ihr Teller normalerweise nicht voll ist. Das mag verrückt klingen. Aber Sie sollten Ihren Teller füllen, vor allem den halben Teller mit nicht-stärkehaltigen Gemüsesorten. Die meisten von uns essen nicht genug Gemüse und nehmen nicht annähernd genug Ballaststoffe zu sich. Vergessen Sie nicht, auch eine kleine Tasse Milchprodukte wie Joghurt oder Obst zu Ihrem Tagesbedarf hinzuzufügen.

Die richtige Küche schaffen

Jetzt, wo Sie Ihren Teller sortiert haben, ist es an der Zeit, Ihre Küche diabetikerfreundlich zu gestalten und sie in ein tolles Design zu verpacken. Vielleicht möchten Sie sich beeilen und die neuesten schönen Geräte, Friteusen und inspirierenden Küchenwerkzeuge kaufen, aber das müssen Sie nicht. Die Wahrscheinlichkeit ist groß, dass Sie die Hälfte davon gar nicht benutzen, wenn Sie sich beeilen. Beginnen Sie also lieber mit den Grundlagen:

In Ihrer Speisekammer

Auch wenn einige der Rezepte für Diabetiker etwas anders schmecken als Ihre üblichen Gerichte, können Sie buchstäblich alles schlucken, wenn Sie es gut würzen, und wenn sich Ihre Geschmacksnerven verändern, werden Sie diese Rezepte sehr genießen. Füllen Sie Ihre Speisekammer mit den folgenden Zutaten, um Ihre Rezepte aufzupeppen und zu würzen:

❖ Mandeln und Mandelbutter
❖ Anchovis-Paste
❖ Perlgraupen
❖ getrocknetes Basilikum, Lorbeerblätter, Oregano, Zwiebelpulver und -flocken, Paprika, Pfeffer, Salbei, Salz, Thymian, Kürbiskerne und Kirschen
❖ glutenfreies Paniermehl
Cashewnüsse, Erdnüsse und andere omegareiche Nüsse
❖ Chia- und Hanfsamen
❖ Chilipulver, Zimt, Nelken, Koriander, Currypulver, Ingwer, Fenchel und Leinsamen (gemahlen)
❖ Kokosflocken und Kakaopulver (ungesüßt)
❖ Maisstärke, Backpulver und Vollkornmehl
❖ Raps-, Oliven-, Kokosnuss- und Sesamöl
❖ Essige (Apfelessig, Balsamico, Rotwein, Reiswein und Apfelwein)
❖ reiner Vanilleextrakt

In Ihrem Kühlschrank

Achten Sie darauf, dass Ihr Kühlschrank sauber und gut bestückt ist, um Ihre Gesundheit und Ihre Essensplanung zu fördern. Halten Sie diese Grundlagen immer bereit:

❖ Eier
❖ frisches Gemüse (vorgewaschen und zerkleinert spart Zeit bei der Zubereitung der Mahlzeit)
❖ frische Eiweißquellen wie Fisch und Geflügel (diese getrennt lagern, um die Verbreitung von Schadstoffen zu vermeiden)
❖ Hummus oder ein anderer Lieblingsdip
❖ Milchalternativen wie Mandel- oder Cashewmilch
❖ Naturjoghurt
❖ pflanzliche Proteine wie vorgekochter Tofu, Linsen und andere Sojaprodukte
❖ Gewaschenes grünes Gemüse wie Salate, Spinat und anderes Blattgemüse

In Ihrem Gefrierschrank

Viele von uns leben im Gang mit den Tiefkühlprodukten. Es gibt nichts Bequemeres als Tiefkühlgerichte, die man einfach in die Mikrowelle stellen und genießen kann, aber das kann auch eine Quelle für strategische und gesunde Lebensmittel sein. Wenn Sie zusätzliche Lebensmittel vorkochen, können Sie problemlos Portionen einfrieren und haben bei Bedarf gesunde Lebensmittel zur Hand. Legen Sie einen Vorrat an diesen Lebensmitteln an:

- ❖ Lachs, Kabeljau und andere Meeresfrüchte
- ❖ Gefrorenes mageres Fleisch wie Hühnerbrust, mageres Rindfleisch und Putenhackfleisch
- ❖ Gefrorene Beeren und gemischte Früchte
- ❖ Tiefkühlgemüse
- ❖ Tiefgefrorene Reste als Beilage zu künftigen Mahlzeiten

Utensilien und Kochgeschirr

Einige wesentliche Dinge, die man haben sollte:

- ❖ Eine Küchenmaschine/einen Mixer
- ❖ Ein Toaster
- ❖ Backbleche, Glasbackformen und Muffinförmchen
- ❖ Reiben und Eiswürfelbehälter zum Reiben und Aufbewahren (Einfrieren) von Kräuterresten
- ❖ Hochwertige Messer (zum Schneiden und Schälen)
- ❖ Je ein Schneidebrett aus Kunststoff (für Fleisch) und aus Holz (für Gemüse und gekochte Speisen)
- ❖ Digitales Thermometer, Messbecher, hochwertige, verschließbare Behälter zum Aufbewahren von Resten.

Vielleicht haben Sie Lust, ein paar "Nice-to-haves" zu kaufen, und Sie können diese in Betracht ziehen:

- ❖ Ein langsamer Kocher
- ❖ Ein Schnellkochtopf (Instant Pot)
- ❖ Pürierstab (Stabmixer)
- ❖ Luftfriteuse

Jetzt, wo Ihre Küche eingerichtet ist, können Sie ohne schlechtes Gewissen gesund kochen und die Welt daran teilhaben lassen ... aber was ist mit Ihren Freunden, die keine Diabetiker sind, oder den kommenden Feiertagen? Was dann? Sie können besonderen Anlässen mit einem Lächeln begegnen.

Besondere Anlässe

Wenn Sie eine spezielle Diät einhalten, sei es aus gesundheitlichen Gründen, zur Gewichtsabnahme oder zur Gewichtszunahme, ist es oft schwierig, an Veranstaltungen außer Haus teilzunehmen. Wenn Sie nicht derjenige sind, der das Essen zubereitet, haben Sie möglicherweise wenig Kontrolle darüber, was Ihnen serviert wird. Sie können diese Veranstaltungen jedoch überleben und sind keine Spaßbremse.

Hier sind einige hilfreiche Tipps für eine diabetesfreundliche Ernährung in geselliger Runde:

- Essen Sie etwas, bevor Sie ausgehen. Das hilft, Ihre Fähigkeit, zu viel zu essen, zu kontrollieren.
- Bestellen Sie in Restaurants Speisen, die nach Ihren Bedürfnissen zubereitet werden (wenig Öl, Ersatz von Kartoffeln durch zusätzliches Gemüse oder Bestellung von gebackenen Kartoffeln anstelle von Pommes frites).
- Wenn Sie an einem gesellschaftlichen Ereignis bei einem Freund teilnehmen, nehmen Sie einen gesunden Teller als Beitrag mit oder bitten Sie ihn, Ihnen bei Ihren Ernährungszielen zu helfen.
- Vermeiden Sie Buffets, bei denen die Versuchung von zweiten Portionen überwältigend sein kann.
- Verabreden Sie sich mit einem Freund zu einem Spaziergang nach dem Abendessen, und Sie werden feststellen, dass Sie sich vornehmen, nicht zu viel zu essen, um diese Verabredung einzuhalten.
- Trinken Sie Alkohol in Maßen und wählen Sie trockene Weine.
- Wenn Restaurants große Portionen servieren, teilen Sie sie mit einem Freund oder einer Freundin oder teilen Sie sich ein Dessert, um Ihr Verlangen nach Süßem zu stillen, aber eine Überladung mit Kohlenhydraten und Zucker zu vermeiden.
- Essen Sie langsam, denn das wird Sie dazu bringen, weniger zu essen.
- Vermeiden Sie den Umgang mit Menschen, die Ihre Gesundheitsentscheidungen nicht unterstützen. Manche Menschen wollen Ihre Ernährungsbedürfnisse einfach nicht verstehen, und wenn Sie sich mit ihnen treffen, endet das meist in Essanfällen und Zuckerrausch.

KAPITEL 4

Das 28-Tage-Programm

Dieser Speiseplan ist für etwa 1.600 Kalorien pro Tag berechnet. Passen Sie ihn nach Bedarf an Ihren täglichen Kalorienbedarf an, indem Sie die Portionsgrößen bei den Mahlzeiten vergrößern oder verkleinern oder einen Snack oder eine Beilage hinzufügen oder weglassen.

Über das 28-Tage-Programm und die Rezepte

Dieses Buch enthält vier Wochen lang Mahlzeitenpläne und 80 Rezepte, die Ihnen den Einstieg in Ihre Wellness-Reise erleichtern. Die meisten Rezepte ergeben vier bis sechs Portionen, wobei einige Reste in den Mahlzeitenplan integriert sind. Der Mahlzeitenplan ist speziell für eine Person geschrieben, aber Sie können ihn leicht für zwei Personen machen, indem Sie ihn verdoppeln.

Denken Sie daran, sie nach Bedarf an Ihren täglichen Kalorienbedarf anzupassen. Schauen Sie sich die Tabellen zum geschätzten täglichen Kalorienbedarf an, um herauszufinden, wie viele Kalorien Sie pro Tag benötigen. Denken Sie daran, den Wert von 250 bis 500 Kalorien nach unten anzupassen, um die Gewichtsabnahme zu fördern.

Wenn Sie diätetische Einschränkungen haben, habe ich am Anfang jedes Rezepts angegeben, ob das Rezept vegan, vegetarisch, milchfrei, glutenfrei, nussfrei oder sojafrei ist. Überprüfen Sie die Etiketten immer sorgfältig, um sicherzustellen, dass die Zutaten in einer Einrichtung hergestellt wurden, die frei von Kreuzkontaminationen ist.

Viele der Rezepte enthalten Tipps, die die Zubereitung noch einfacher machen, z. B:

- **Zubereitungstipp:** Ratschläge in Bezug auf die Zubereitung von Lebensmitteln, zeitsparende Strategien oder Möglichkeiten, das Rezept zu erleichtern.
- **Tipp für Variationen oder Substitutionen:** Mit diesem Tipp können Sie eine einfache Zutat hinzufügen oder austauschen, um die Vielseitigkeit des Rezepts zu erhöhen.
- **Aufbewahrungstipp:** Wie lange das Rezept haltbar ist und ob es im Gefrierschrank aufbewahrt werden kann.

28 Tage und mehr

Bis zu diesem Punkt habe ich die Informationen und Hilfsmittel dargelegt, die Sie brauchen, um in den nächsten 28 Tagen erfolgreich zu sein, aber es liegt nun an Ihnen, dieses Wissen in die Tat umzusetzen. Im nächsten Abschnitt geht es um die Feinheiten des Ernährungsplans, damit die nächsten vier Wochen ein Erfolg werden.

Nachdem Sie den Plan abgeschlossen haben, sollten Sie wissen, dass dies nicht das Ende Ihrer Reise ist, sondern nur das erste Kapitel. Gehen Sie nach den 28 Tagen weiter, mit Vertrauen in die neuen Gewohnheiten, die Sie sich angeeignet haben, und mit dem Mut, noch besser zu werden. Blicken Sie auf die vergangenen vier Wochen zurück und zählen Sie alle Ihre Erfolge, wie z. B. den Mut, anzufangen, mehr Energie zu haben oder mehr Vertrauen in Ihren Körper zu haben. Wenn Sie möchten, können Sie noch einmal mit Woche 1 beginnen oder sich auf eigene Faust auf den Weg machen und mit dem Wissen und den Fähigkeiten, die Sie auf diesem Weg erworben haben, Ihren eigenen Speiseplan erstellen.

Woche 1

Vorbereiten

- Schneiden Sie das Obst und Gemüse für die Spinat-Ei-Muffins und das Rindfleisch-Paprika-Rührbraten, sowie alle Snacks und Beilagen.
- Bereiten Sie die hartgekochten Eier für die Frühstücksbeilagen vor.
- Bereiten Sie den braunen Reis für die Beilagen Linsen-Gemüse-Curry und Rindfleisch-Paprika-Rührbraten vor.

Außerdem können Sie die folgenden Rezepte im Voraus zubereiten, wenn es die Zeit erlaubt:

- Zitronen-Pfeffer-Thunfisch-Salat
- Spinat-Ei-Muffins
- Pikante geröstete Rosmarin-Nüsse, falls für Snacks verwendet
- Klassischer Hummus, falls für Snacks verwendet

Woche 1 Einkaufsliste

MILCH UND EIER

- ☐ Käse, mexikanisch gemischt (1 Tasse geraspelt)
- ☐ Käse, Parmesan (¾ Tasse fein geraspelt)
- ☐ Käse, Pepper Jack (4 Scheiben)
- ☐ Eier, groß (11)
- ☐ Milch, 1% fettarm (4½ Tassen)

- Joghurt, griechisch, fettfrei, normal (1 [32-Unzen]-Behälter)

FREEZER

- Maiskörner (½ Tasse)
- Erbsen-Karotten-Mischung (2 Tassen)
- Erdbeeren (2 Tassen)
- Gemüse nach Wahl (2 Tassen)

PRODUKTION

- Apfel, Granny Smith (1)
- Rucola (4 Tassen)
- Avocado (4)
- Banane (4)
- Paprika, grün (1)
- Paprika, rot (1)
- Beeren, gemischt (1 Tasse)
- Heidelbeeren, frisch (1 Tasse)
- Karotte (1)
- Krautsalatmischung, dreifarbig (2 Tassen)
- Obst, jede Art, für Snacks (6 Tassen oder mittlere Stücke)
- Knoblauch (2 Köpfe)
- Ingwer (2 Zoll)
- Grüne Bohnen (1 Pfund)
- Grünkohl (1 Bündel)
- Zitrone (2)
- Limette (4)
- Zwiebel, rot (1)
- Zwiebel, gelb (4)
- Zwiebel, weiß (1)
- Orange (1)
- Ananas, frisch (1)
- Kartoffel, rostbraun (3)

- Rosmarin (2 Zweige)
- Jakobsmuschel (2)
- Schalotte (2)
- Spinat, Baby (4 Tassen)
- Gemüse, zum Dippen als Snack (2 Tassen)

PANTRY

- Backpulver (1¼ Teelöffel)
- Backnatron (¼ Teelöffel)
- Bohnen, schwarz, ohne Salzzusatz (1 [14½-Unzen]-Dose)
- Brauner Zucker (1½ Esslöffel)
- Brötchen, Vollkorn (4)
- Kichererbsen, ohne Salzzusatz (1 [15-Unzen]-Dose)
- Chipotle-Paprika in Adobo-Sauce (1 [7-Unzen]-Dose)
- Zimt, gemahlen (½ Teelöffel)
- Kokosnussmilch, fettarm (1 [14-Unzen]-Dose)
- Mais (1 [15-Unzen]-Dose)
- Speisestärke (2 Esslöffel)
- Kekse, Vollkorn (1 Schachtel)
- Currypulver (1 Esslöffel)
- Enchilada-Sauce, rot (10 Unzen)
- Leinsamen, gemahlen (¼ Tasse)
- Mehl, weißes Vollkornmehl (¼ Tasse)
- Grüne Chilischoten, gewürfelt (1 [4-Unzen]-Dose)
- Italienisches Gewürz (1 Teelöffel)
- Linsen, trocken, braun oder rot (1 Tasse)
- Antihaft-Kochspray
- Nüsse, ungesalzen, gemischt (2½ Tassen)
- Hafer, gewalzt (2 Tassen)
- Öl, Olivenöl, nativ extra (¼ Tasse)
- Öl, Sesam (1½ Esslöffel)
- Erdnussbutter, natürlich (2 Esslöffel)

- Pfeffer, schwarz (1¾ Teelöffel)
- Reis, braun (2 Tassen)
- Salsa (½ Tasse)
- Brühe, Huhn, natriumreduziert (2¼ Tassen)
- Brühe, Gemüse, natriumreduziert (2 Tassen)
- Teriyaki-Sauce (5 Esslöffel)
- Thymian, getrocknet (1 Teelöffel)
- Tomaten, gewürfelt, ohne Salzzusatz (2 [14½-Unzen-] Dosen)
- Tomaten, gewürfelt, mit Limettensaft und Koriander (1 [10-Unzen]-Dose)
- Tortillas, Mais (16 [6-Zoll])
- Thunfisch, in Stückchen, in Wasser verpackt (2 [5-Unzen]-Dosen)
- Vanilleextrakt (1 Esslöffel)

FLEISCH, GEFLÜGEL UND MEERESFRÜCHTE

- Rindfleisch, Flankensteak (1 Pfund)
- Huhn, gekocht, vom Spieß (1)
- Mahi-Mahi-Filets (1 Pfund)
- Schweinekoteletts, ohne Knochen (4 [4-Unzen])
- Truthahn, gemahlen, mager (1 Pfund)

MENÜ DER WOCHE 1

	FRÜHSTÜCK	MITTAGESSEN	DINNER	NACHSPEISE (FAKULTATIV)
MONTAG	2 Spinat-Ei-Muffins 1 Tasse oder ein mittleres Stück frisches Obst	Zitronen-Pfeffer-Thunfisch-Salat 8 Vollkorncracker	Teriyaki-Truthahn-Burger 1 Tasse gekochtes Gemüse	
DIENSTAG	Super Greens Smoothie	*Übrig gebliebene Teriyaki-Truthahn-Burger* 1 Tasse gekochtes Gemüse	Linsen-Gemüse-Curry ½ Tasse brauner Reis	
MITTWOCH	*2 übrig gebliebene Spinat-Ei-Muffins* 1 Tasse oder ein mittleres Stück frisches Obst	*Reste von Linsen-Gemüse-Curry* ½ Tasse brauner Reis	Schweinekoteletts in der Pfanne mit grünen Bohnen 1 kleine gebackene Kartoffel	
DONNERSTAG	Orangen-Sonnenaufgang-Smoothie 1 hartgekochtes Ei oder Rührei	*Reste von Schweinekoteletts in der Pfanne mit grünen Bohnen* 1 kleine gebackene	*Reste von Linsen-Gemüse-Curry* ½ Tasse brauner Reis	

		Kartoffel		
FREITAG	*2 übrig gebliebene Spinat-Ei-Muffins* 1 Tasse oder ein mittleres Stück frisches Obst	*Reste von Schweinekoteletts in der Pfanne mit grünen Bohnen* 1 kleine gebackene Kartoffel	Gebratenes Rindfleisch und Paprika ½ Tasse brauner Reis	
SAMSTAG	Blaubeer-Hafer-Lein-Pfannkuchen 1 Esslöffel natürliche Erdnussbutter ½ Tasse Beeren	*Rindfleisch-Reste und Paprika-Rührbraten* ½ Tasse brauner Reis	Nackte Fisch-Tacos mit würzigem Krautsalat 1 Tasse oder ein mittleres Stück frisches Obst	
SONNTAG	*Übrig gebliebene Blaubeer-Hafer-Leinsamen-Pfannkuchen* 1 Esslöffel natürliche Erdnussbutter ½ Tasse Beeren	*Übrig gebliebene Nacktfisch-Tacos mit würzigem Krautsalat* 1 Tasse oder ein mittleres Stück frisches Obst	Hähnchen-Enchiladas mit schwarzen Bohnen und Mais Medley aus Mais, Avocado und Tomate	Erdbeer-Banane "Nice Cream"

Nehmen Sie jeden Tag zwei oder drei Zwischenmahlzeiten zu sich: am Vormittag, am Nachmittag und/oder am Abend.

Empfohlene Snacks

- Pikante geröstete Rosmarin-Nüsse
- Grünkohl-Chips mit Parmesan
- 1 Tasse rohes Gemüse mit 2 Esslöffeln Classic Hummus
- Mittleres Stück Obst mit 1 Esslöffel natürlicher Erdnussbutter

Woche 2

Vorbereiten

- Schneiden Sie das Obst und Gemüse für das Süßkartoffel-Kichererbsen-Blechgericht, die Vollkorn-Combo-Hühnchenpizza, das Honig-Knoblauch-Shrimps-Rührbraten und das Cashew-Hühnchen mit Paprika und Zwiebeln, sowie alle Snacks und Beilagen.
- Bereiten Sie die hartgekochten Eier für die Frühstücksbeilagen vor.
- Bereiten Sie den braunen Reis für die Honig-Knoblauch-Shrimp-Stir-Fry-Beilage vor.

Außerdem können Sie die folgenden Rezepte im Voraus zubereiten, wenn es die Zeit erlaubt:

- Erdnussbutter-Bananen-Muffins im Mixer
- Erdnussbutter-Energie-Happen, falls für Snacks verwendet

- Klassischer Hummus, falls für Snacks verwendet

Woche 2 Einkaufsliste

MILCH UND EIER

- Käse, Mozzarella, teilentrahmt, gerieben (1½ Tassen)
- Käse, Mozzarella, teilentrahmt, Faden (3 Stangen)
- Käse, scharfer Cheddar, zerkleinert (1 Tasse)
- Eier, groß (18)
- Milch, 1% fettarm (1¼ Tassen)
- Joghurt, griechisch, fettfrei (1 [32-Unzen] Behälter)

FREEZER

- Gemüse, jede Sorte (2 Beutel)

PRODUKTION

- Rucola (½ Tasse)
- Avocado (3)
- Banane (2)
- Paprika, grün (2)
- Paprika, rot (3)
- Paprika, gelb (2)
- Brokkoli (1 kleiner Kopf)
- Rosenkohl (1 Pfund)
- Blumenkohl (1 kleiner Kopf)
- Obst, jede Art, für Snacks (6 Tassen oder mittlere Stücke)
- Knoblauch (2 Köpfe)
- Ingwer (2 Zoll)
- Grünkohl, zerkleinert (7 Tassen)
- Zitrone (1)
- Champignons, weiß (1 Pfund)
- Zwiebel, rot (1)
- Zwiebel, gelb (4)
- Petersilie (1 kleines Bündel)

- Kartoffeln, neu, Baby rot (1 Pfund)
- Kartoffel, süß (3 große)
- Rosmarin (3 Zweige)
- Jakobsmuschel (6)
- Schalotte (2)
- Zuckerschoten (1½ Tassen)
- Tomaten, Kirschtomaten (½ Tasse)
- Zucchini (1)

PANTRY

- Apfelmus, ungesüßt (½ Tasse)
- Backpulver (3½ Teelöffel)
- Backnatron (1 Teelöffel)
- Balsamico-Glasur (1½ Esslöffel)
- Bohnen, Cannellini, ohne Salzzusatz (3 [15-Unzen-] Dosen)
- Brot, 100% Vollkorn (2 Scheiben)
- Brauner Zucker (1 Esslöffel)
- Kakaonibs (¼ Tasse)
- Cashew-Hälften, geröstet (½ Tasse)
- Kichererbsen, ohne Salzzusatz (2 [15-Unzen-] Dosen)
- Chips, Vollkorn (1 Beutel)
- Zimt, gemahlen (1 Teelöffel)
- Kakaopulver, ungesüßt (¼ Tasse)
- Speisestärke (3 Esslöffel)
- Kekse, Vollkorn (1 Schachtel)
- Mehl, weißes Vollkornmehl (4½ Tassen)
- Knoblauchpulver (½ Teelöffel)
- Honig (¼ Tasse)
- Italienisches Gewürz (2 Teelöffel)
- Ahornsirup (½ Tasse)
- Senf, Dijon (1 Esslöffel)
- Antihaft-Kochspray

- Hafer, gewalzt (2 Tassen)
- Öl, Avocado (2 Esslöffel)
- Öl, Olivenöl, nativ extra (⅔ Tasse)
- Öl, Sesam (1 Esslöffel)
- Paprika (1¾ Teelöffel)
- Erdnussbutter (9 Esslöffel)
- Erdnussbutterpulver (½ Tasse plus 2 Esslöffel)
- Pfeffer, schwarz (1¾ Teelöffel)
- Pizzasauce, ⅓ Tasse
- Kürbiskuchengewürz (2 Teelöffel)
- Kürbispüree (1 Tasse)
- Kürbiskerne (Pepitas) (2 Esslöffel)
- Reis, braun (1¼ Tassen)
- Salbei, getrocknet (½ Teelöffel)
- Salsa (1½ Tassen)
- Salz (1 Esslöffel)
- Hühnerbrühe, natriumreduziert (2 Tassen)
- Brühe, Gemüse, natriumreduziert (4 Tassen)
- Zucker, granuliert (1 Teelöffel)
- Tamari, natriumreduziert (¾ Tasse)
- Vanilleextrakt (1 Esslöffel)
- Hefe, aktive Trockenhefe (2¼ Teelöffel)

FLEISCH, GEFLÜGEL UND MEERESFRÜCHTE

- Speck, Truthahn (4 Scheiben)
- Hühnerbrüste, ohne Knochen, ohne Haut (1½ Pfund)
- Hähnchen, gegrillt (1)
- Schinken, gewürfelt (1 Tasse)
- Schweinslende (1½ Pfund)
- Shrimps, groß (1 Pfund)

MENÜ DER WOCHE 2

	FRÜHSTÜCK	MITTAGESSEN	DINNER	NACHSPEISE

				(FAKULTATIV)
MONTAG	Süßkartoffel-Frühstückshaschee mit Eiern 1 Tasse oder ein mittleres Stück frisches Obst	*Hähnchen-Enchiladas mit schwarzen Bohnen und Mais aus Resten* *Reste von Mais, Avocado und Tomatenmedley*	Süßkartoffeln und Kichererbsen in der Pfanne	
DIENSTAG	2 Mixer-Erdnussbutter-Bananen-Muffins 1 hartgekochtes Ei oder Rührei	*Reste von Süßkartoffeln und Kichererbsen in der Pfanne*	Gemütliche weiße Bohnen- und Grünkohlsuppe 8 Vollkorncracker	
MITTWOCH	*Reste von Süßkartoffel-Frühstückshaschee mit Eiern* 1 Tasse oder ein mittleres Stück frisches Obst	*Reste einer köstlichen Suppe aus weißen Bohnen und Grünkohl* 8 Vollkorncracker	2 Scheiben Vollkorn-Combo-Hühnerpizza 1 Tasse gekochtes Gemüse	
DONNERSTAG	*2 übrig gebliebene Erdnussbutter-Bananen-Muffins aus dem Mixer* 1 hartgekochtes Ei oder Rührei	*2 Scheiben übrig gebliebene Vollkorn-Combo-Hähnchenpizza* 1 Tasse gekochtes Gemüse	Gebratene Honig-Knoblauch-Shrimps ½ Tasse brauner Reis	
FREITAG	*Reste von Süßkartoffel-Frühstückshaschee mit Eiern* 1 Tasse oder ein mittleres Stück frisches Obst	*Reste von Honig-Knoblauch-Garnelen-Rührbraten* ½ Tasse brauner Reis	*2 Scheiben übrig gebliebene Vollkorn-Combo-Hähnchenpizza* 1 Tasse gekochtes Gemüse	Vollkorn-Kürbisbrot mit 1 Esslöffel natürlicher Erdnussbutter
SAMSTAG	Schinken-Käse-Brokkoli-Blumenkohl-Frittata 1 Tasse oder ein mittleres Stück frisches Obst	*Reste von Honig-Knoblauch-Garnelen-Rührbraten* ½ Tasse brauner Reis	Cashew-Hähnchen mit Paprika und Zwiebeln ½ Tasse brauner Reis	
SONNTAG	Avocado-Ei-Toast mit Putenfleischspeck 1 Tasse oder ein mittleres Stück frisches Obst	*Reste von Cashew-Hähnchen mit Paprika und Zwiebeln* ½ Tasse brauner Reis	Langsam gekochtes Pilz-Schweinefilet mit Kartoffeln und Rosenkohl	Avocado-Schokoladen-Mousse

Nehmen Sie jeden Tag zwei oder drei Zwischenmahlzeiten zu sich: am Vormittag, am Nachmittag und/oder am Abend.

Empfohlene Snacks

- Erdnussbutter-Energie-Bites
- Vollkorn-Kürbisbrot mit 1 Esslöffel natürlicher Erdnussbutter
- 1 Tasse rohes Gemüse mit 2 Esslöffeln Classic Hummus
- 1 teilentrahmter Streichkäse mit 1 mittelgroßen Stück Obst
- 15 Vollkorn-Tortilla-Chips mit ½ Tasse Salsa

Woche 3

Vorbereiten

- Schneiden Sie das Obst und Gemüse für den süß-sauren Tofu, den Lachs mit Pesto und Sommerkürbis aus der Pfanne und das Sommer-Rührei mit Hühnerwurst, sowie alle Snacks und Beilagen.
- Bereiten Sie hartgekochte Eier für Frühstücksbeilagen vor.
- Braunen Reis für die süß-saure Tofu-Beilage vorbereiten.
- Garten-Gemüse-Ei-Auflauf vorbereiten.

Außerdem können Sie die folgenden Rezepte im Voraus zubereiten, wenn es die Zeit erlaubt:

- Nussige Snackmischung, falls für Snacks verwendet
- Basilikum-Pesto-Sauce
- Süß-saure Soße

Woche 3 Einkaufsliste

MILCH UND EIER

- ☐ Käse, Cheddar, zerkleinert (1½ Tassen)
- ☐ Käse, Mozzarella, Perlen (8 Unzen)
- ☐ Käse, Parmesan, fein geraspelt (¾ Tasse)
- ☐ Eier, groß (20)
- ☐ Milch, 1% fettarm (½ Gallone)
- ☐ Milch, 2% fettreduziert (1 Liter)
- ☐ Tofu, fest oder extra-fest (16 Unzen)

FREEZER

- ☐ Pfirsiche, in Scheiben geschnitten (½ Tasse)
- ☐ Kartoffeln, geraspelt (1 Tasse)
- ☐ Gemüse, jede Art (2 Beutel)

PRODUKTION

- ☐ Banane (2)

- Basilikum (2 Sträuße)
- Paprika, grün (1)
- Paprika, rot (2)
- Brokkoli (1 Kopf)
- Karotte (1)
- Staudensellerie (1 Bündel)
- Dattel, Medjool (3)
- Obst, frisch, jede Art, zum Naschen (5½ Tassen oder mittlere Stücke)
- Obst, Stein, ganz (4 Stück)
- Knoblauch (2 Köpfe)
- Ingwer (1 Zoll)
- Grünkohl (1 Bündel)
- Zitrone (2)
- Kopfsalat, gemischt, jede Sorte (1 Beutel)
- Zwiebel, gelb (3)
- Zwiebel, weiß (2)
- Kartoffel, rot (4)
- Jakobsmuschel (7)
- Spinat, Baby (1 [6-Unzen] Beutel)
- Tomaten, Kirschtomaten (1 Tasse)
- Tomaten, Trauben (2 Esslöffel)
- Tomate, Roma (1)
- Gemüse, jede Art, zum Naschen (2 Tassen)
- Gelber Kürbis (2)
- Zucchini (2)

PANTRY

- Apfelmus, ungesüßt (½ Tasse)
- Artischockenherzen, geviertelt (1 [14-Unzen]-Dose)
- Backpulver (2 Teelöffel)
- Lorbeerblatt (1)
- Bohnen, Nieren, ohne Salzzusatz (1 [15-Unzen]-Dose)

- Bohnen, Pintobohnen, ohne Salzzusatz (1 [15-Unzen]-Dose)
- Cashew-Hälften, ungesalzen (½ Tasse)
- Müsli, glutenfreies Vollkorn (2 Tassen)
- Chilipulver (1 Esslöffel)
- Schokoladensplitter (⅓ Tasse)
- Zimt, gemahlen (½ Teelöffel)
- Venusmuscheln, mit Saft, natriumreduziert (2 [6½-Unzen]-Dosen)
- Speisestärke (2⅔ Esslöffel)
- Kekse, Austern (1 Beutel)
- Cranberries, getrocknet, ungesüßt (½ Tasse)
- Kreuzkümmel, gemahlen (1½ Teelöffel)
- Dressing, Salat, im Laden gekauft (¼ Tasse)
- Leinsamen, gemahlen (¼ Tasse)
- Mehl, weißes Vollkornmehl (1¾ Tassen)
- Grüne Chilischoten, gewürfelt (1 [4-Unzen]-Dose)
- Hoisin-Sauce, glutenfrei (3 Esslöffel)
- Honig (1 Teelöffel)
- Italienisches Gewürz (1 Teelöffel)
- Ketchup (⅓ Tasse)
- Ahornsirup (1⅓ Esslöffel)
- Antihaft-Kochspray
- Hafer, gewalzt (1½ Tassen)
- Öl, Avocado (2 Esslöffel)
- Öl, Olivenöl, nativ extra (1 Tasse plus 2½ Esslöffel)
- Öl, Sesam (1 Teelöffel)
- Nudeln, Ellenbogenmakkaroni, Vollkorn (8 Unzen)
- Nudeln, Spaghetti, Vollkorn (8 Unzen)
- Erdnussbutter, natürlich (1 Esslöffel)
- Erdnüsse, ungesalzen (½ Tasse)
- Pfeffer, schwarz (2 Teelöffel)
- Ananasstücke, verpackt in 100%igem Ananassaft (1 [20-Unzen]-Dose)

- Pinienkerne (¼ Tasse)
- Geflügelgewürz (1 Teelöffel)
- Rosinen, golden (½ Tasse)
- Rote Paprikaflocken (¼ Teelöffel)
- Reis, braun (½ Tasse)
- Salsa (1 Tasse)
- Salz (1¾ Teelöffel)
- Brühe, Rindfleisch, natriumreduziert (3 Tassen)
- Brühe, Huhn, natriumreduziert (½ Tasse)
- Brühe, Gemüse, natriumreduziert (1 Tasse)
- Tamari, natriumreduziert (3 Esslöffel)
- Thymian, getrocknet (½ Teelöffel)
- Tomaten, zerdrückt, ohne Salzzusatz (1 [28-Unzen]-Dose)
- Tortilla-Chips, Vollkorn (1 Beutel)
- Vanilleextrakt (2 Teelöffel)
- Essig, Apfelsaft (⅓ Tasse)
- Balsamico-Essig (½ Tasse plus 2 Teelöffel)
- Essig, Reis (1 Esslöffel)
- Walnüsse (½ Tasse)
- Wasserkastanien, in Scheiben geschnitten (1 [8-Unzen]-Dose)

FLEISCH, GEFLÜGEL UND MEERESFRÜCHTE

- Rindfleisch, gemahlen, mager (1 Pfund)
- Hühnerbrüste, ohne Knochen, ohne Haut (1½ Pfund)
- Hühnerwurst (4 Glieder)
- Lachsfilets (4 [4 bis 6 Unzen])
- Truthahn, gemahlen, mager (1 Pfund)

MENÜ DER WOCHE 3

	FRÜHSTÜCK	MITTAGESSEN	DINNER	NACHSPEISE (FAKULTATIV)
MONTAG	Bananen-Nuss-Schoko-Chip-Haferflocken	*Reste vom Pilz-Schweinefilet mit Kartoffeln und Rosenkohl aus dem Slow Cooker*	Süß-saurer Tofu ½ Tasse brauner Reis	

	1 hartgekochtes Ei oder Rührei			
DIENSTAG	Garten-Gemüse-Ei-Auflauf 1 Tasse oder ein mittleres Stück frisches Obst	*Reste von süß-saurem Tofu* ½ Tasse brauner Reis	Pesto-Lachs und Sommerkürbis aus der Pfanne 1 Tasse oder ein mittleres Stück frisches Obst	
MITTWOCH	Smoothie aus Ingwer, Pfirsich und Ananas 1 hartgekochtes Ei oder Rührei	*Reste von Pesto-Lachs und Sommerkürbis aus der Pfanne* 1 Tasse oder ein mittleres Stück frisches Obst	Hühnerpfanne mit Spinat und Artischocken ½ Tasse Vollkornnudeln	
DONNERSTAG	*Gemüse-Ei-Auflauf mit Resten aus dem Garten* 1 Tasse oder ein mittleres Stück frisches Obst	*Hühnerpfanne mit Spinat und Artischocken aus Resten* ½ Tasse Vollkornnudeln	Rindfleisch-Chili-Makkaroni 1 Tasse gekochtes Gemüse	
FREITAG	Sommerliches Rührei mit Hühnerwurst 1 Tasse oder ein mittleres Stück frisches Obst	*Übrig gebliebene Rindfleisch-Chili-Makkaroni* 1 Tasse gekochtes Gemüse	Leichtere Clam Chowder 1 Portion Austerncracker 1 Tasse grüner Beilagensalat mit 1 Esslöffel Dressing	
SAMSTAG	*Gemüse-Ei-Auflauf mit Resten aus dem Garten* 1 Tasse oder ein mittleres Stück frisches Obst	*Reste von Feuerzeug Clam Chowder* 1 Portion Austerncracker 1 Tasse grüner Beilagensalat mit 1 Esslöffel Dressing	Ingwer-Sesam-Truthahn-Wraps Caprese Nudelsalat	
SONNTAG	Vollkornwaffeln ½ Tasse frisches Obst 1 Esslöffel natürliche Erdnussbutter	*Reste von Feuerzeug Clam Chowder* 1 Portion Austerncracker 1 Tasse grüner Beilagensalat mit 1 Esslöffel Dressing	*Reste von Ingwer-Sesam-Puten-Wraps* *Reste von Caprese-Pasta-Salat*	Gegrillte Steinfrüchte mit Balsamico-Glasur

Nehmen Sie jeden Tag zwei oder drei Zwischenmahlzeiten zu sich: am Vormittag, am Nachmittag und/oder am Abend.

Empfohlene Snacks:

- Nussige Snack-Mischung
- Grünkohl-Chips mit Parmesan
- 15 Vollkorn-Tortilla-Chips mit ½ Tasse Salsa
- Mittleres Stück Obst mit 1 Esslöffel natürlicher Erdnussbutter

Woche 4

Vorbereiten

- Schneiden Sie das Obst und Gemüse für den Slow Cooker Quinoa Beef Stew, den Shrimp Cobb Salad und die gebratenen Jakobsmuscheln mit Frühlingsgemüse, sowie alle Snacks und Beilagen.
- Bereiten Sie hart gekochte Eier für die Frühstücksseiten und den Shrimp Cobb Salad vor.
- Bereiten Sie Quinoa für die Beilage Gebratene Jakobsmuscheln mit Frühlingsgemüse vor.

Außerdem können Sie die folgenden Rezepte im Voraus zubereiten, wenn es die Zeit erlaubt:

- Zucchini-Kleie-Muffins
- Brombeer-Zitronen-Haferflocken für die Nacht
- Klassischer Hummus, falls für Snacks verwendet
- Basilikum-Pesto-Sauce
- Backfertige Dattel-Nuss-Riegel, falls für Snacks verwendet

Woche 4 Einkaufsliste

MILCH UND EIER

- ☐ Käse, Hüttenkäse, fettarm (1½ Tassen)
- ☐ Käse, Parmesan, fein geraspelt (½ Tasse)
- ☐ Eier, groß (14)
- ☐ Milch, 1% fettarm (1 Liter)
- ☐ Joghurt, griechisch, fettfrei (1 [32-Unzen] Behälter)

FREEZER

- ☐ Brombeeren (⅔ Tasse) (oder frische, falls gewünscht)
- ☐ Mais, zierlich (1 Tasse)
- ☐ Erbsen (1 Beutel)
- ☐ Gemüse, gefroren, jede Sorte, (3 Beutel)
- ☐ Gemüse, gefroren, gemischt (Karotten, grüne Bohnen, Mais und Erbsen) (2 Tassen)

PRODUKTION

- Apfel, Granny Smith (1)
- Spargel (8 Unzen)
- Avocado (3)
- Banane (1)
- Basilikum, frisch (2 Sträuße)
- Beeren, gemischt (1½ Tassen)
- Blaubeeren (auch tiefgekühlt) (1 Tasse)
- Karotte (1)
- Möhren, Baby (1 Tasse)
- Staudensellerie (1 Bündel)
- Salatgurke, englisch (1)
- Obst, jede Art (5 Tassen oder mittelgroße Stücke)
- Knoblauch (2 Köpfe)
- Zitrone (5)
- Kopfsalat, jede Sorte (1 Beutel)
- Kopfsalat, Römersalat (1 Kopf)
- Zwiebel, rot (1)
- Zwiebel, gelb (4)
- Petersilie (1 Bündel)
- Erbsen, Zuckerschoten (1 Tasse)
- Kartoffel, rot (2)
- Schalotte (1)
- Spinat, Baby (6 Unzen)
- Tomaten, Kirschtomaten (1 Tasse)
- Gemüse, jede Art, zum Naschen (3 Tassen)
- Zucchini (3)

PANTRY

- Apfelmus, ungesüßt (½ Tasse)
- Mandeln (½ Tasse)

- Backpulver (2½ Teelöffel)
- Backnatron (1¼ Teelöffel)
- Barbecue-Sauce (1 Tasse)
- Lorbeerblatt (4)
- Kleie, Weizen oder Hafer (1 Tasse)
- Brot, 100% Vollkorn (2 Scheiben)
- Brot, Focaccia, Vollkorn (1 Laib)
- Semmelbrösel, Panko (½ Tasse)
- Brauner Zucker (¼ Tasse)
- Chiasamen (⅓ Tasse plus 2 Teelöffel)
- Kichererbsen, ohne Salzzusatz (1 [15-Unzen]-Dose)
- Zimt, gemahlen (3 Teelöffel)
- Kokosnussmilch, fettarm (1 [14-Unzen]-Dose)
- Kekse, Vollkorn (1 Schachtel)
- Leinsamen, gemahlen (¼ Tasse)
- Mehl, weißes Vollkornmehl (1 Tasse)
- Mehl, Vollkorn (5 Esslöffel)
- Honig (1 Teelöffel)
- Italienisches Gewürz (4 Teelöffel)
- Ahornsirup (3½ Esslöffel)
- Senf, Dijon (½ Teelöffel)
- Antihaft-Kochspray
- Muskatnuss, gemahlen (½ Teelöffel)
- Hafer, gewalzt (3¾ Tassen)
- Öl, Avocado (2 Esslöffel)
- Öl, Olivenöl, nativ extra (1 Tasse plus 1 Esslöffel)
- Paprika (½ Teelöffel)
- Nudeln, Eiernudeln, trocken (2 Tassen)
- Erdnussbutter, natürlich (1 Esslöffel)
- Birnen, in Wasser eingeweicht (auf Wunsch auch frisch) (2 [15-Unzen-] Dosen)
- Pekannüsse (½ Tasse)

- Pfeffer, schwarz (1½ Teelöffel)
- Pinienkerne (¼ Tasse)
- Popcorn-Körner (½ Tasse)
- Quinoa (2 Tassen)
- Salsa (1 Tasse)
- Salz (1¼ Teelöffel)
- Brühe, Rindfleisch, natriumreduziert (4 Tassen)
- Hühnerbrühe, natriumreduziert (4 [14,5-Unzen]-Dosen)
- Brühe, Gemüse, natriumreduziert (¼ Tasse)
- Sonnengetrocknete Tomaten, in Olivenöl verpackt (1 [8-Unzen]-Glas)
- Tomaten, gewürfelt, ohne Salzzusatz (1 [14,5-Unzen]-Dose)
- Tortilla-Chips, Vollkorn (1 Beutel)
- Vanilleextrakt (3½ Teelöffel)
- Walnüsse (1½ Tassen)

FLEISCH, GEFLÜGEL UND MEERESFRÜCHTE

- Rindfleisch, mager, Eintopffleisch (1 Pfund)
- Hähnchen, vom Spieß, gekocht (1)
- Hähnchenbrust, ohne Knochen, ohne Haut (1 Pfund)
- Jakobsmuscheln (12 große, etwa 1 Pfund)
- Shrimps, groß (1 Pfund)
- Putenspeck, mager (4 Scheiben)
- Truthahn, gemahlen, mager (1 Pfund)

MENÜ DER WOCHE 4

	FRÜHSTÜCK	MITTAGESSEN	DINNER	NACHSPEISE (FAKULTATIV)
MONTAG	2 Zucchini-Kleie-Muffins 1 hartgekochtes Ei oder Rührei	*Reste von Ingwer-Sesam-Puten-Wraps* *Reste von Caprese-Pasta-Salat*	Slow Cooker Quinoa-Rindfleisch-Eintopf 1 Tasse gekochtes Gemüse	
DIENSTAG	Brombeer-Zitronen-Haferflocken für die Nacht 1 hartgekochtes Ei oder Rührei	*Reste vom Quinoa-Rindfleisch-Eintopf* 1 Tasse gekochtes Gemüse	Shrimp Cobb Salat 8 Vollkorncracker	

MITTWOCH	*2 übrig gebliebene Zucchini-Kleie-Muffins* 1 hartgekochtes Ei oder Rührei	*Reste von Shrimp Cobb Salat* 7 bis 8 Vollkorncracker	Panini mit Hühnerpesto Gebratene Zucchinibänder mit Kirschtomaten	
DONNERSTAG	Super Greens Smoothie 1 hartgekochtes Ei oder Rührei	*Hähnchen-Pesto-Panini aus Resten* *Übrig gebliebene sautierte Zucchinibänder mit Kirschtomaten*	Huhn-Gemüse-Nudelsuppe 1 Tasse grüner Beilagensalat mit 1 Esslöffel Dressing	
FREITAG	*2 übrig gebliebene Zucchini-Kleie-Muffins* 1 hartgekochtes Ei oder Rührei	*Reste von Hühner-Gemüse-Nudel-Suppe* 1 Tasse grüner Beilagensalat mit 1 Esslöffel Dressing	Gebratene Jakobsmuscheln mit Frühlingsgemüse 1 Tasse gekochte Quinoa	Chia-Pudding mit gemischten Beeren und Kokosnuss
SAMSTAG	Blaubeer-Hafer-Lein-Pfannkuchen 1 Esslöffel natürliche Erdnussbutter ½ Tasse Beeren	*Reste von gebratenen Jakobsmuscheln mit Frühlingsgemüse* 1 Tasse Quinoa	Truthahn-Fleischkäse vom Grill 1 Tasse gekochtes Gemüse	
SONNTAG	Avocado-Ei-Toast mit Putenfleischspeck	*Reste von Hühner-Gemüse-Nudel-Suppe* 1 Tasse grüner Beilagensalat mit 1 Esslöffel Dressing	*Truthahn-Fleischkäse aus Grillresten* 1 Tasse gekochtes Gemüse	Streusel aus Birne und Walnuss

Nehmen Sie jeden Tag zwei oder drei Zwischenmahlzeiten zu sich: am Vormittag, am Nachmittag und/oder am Abend.

Empfohlene Snacks

- Backfertige Dattel-Nuss-Riegel
- Chili-Limetten-Popcorn
- 1 Tasse rohes Gemüse mit 2 Esslöffeln Classic Hummus
- ½ Tasse fettarmer Hüttenkäse mit 1 Tasse oder 1 mittleres Stück Obst
- 15 Vollkorn-Tortilla-Chips mit ½ Tasse Salsa

KAPITEL 5

Frühstück und Smoothies

Bananen-Nuss-Schoko-Chip-Haferflocken

GLUTENFREI SOJAFREI VEGETARISCH

Dieses herzgesunde Frühstück ist eine Anspielung auf die Chunky-Monkey-Kombination aus Bananen, Walnüssen und Karamellstückchen und macht satt, damit Sie sich auf den bevorstehenden Tag konzentrieren können. Hafer ist eine hervorragende Quelle für Beta-Glucan, eine Art löslicher Ballaststoffe, die dafür bekannt sind, den Cholesterinspiegel zu verbessern, das Wachstum guter Bakterien im Darm zu fördern und die Kontrolle des Blutzuckerspiegels zu unterstützen.

PORTIONEN: 2
ZUBEREITUNGSZEIT: 5 Minuten
KOCHZEIT: 10 Minuten

¾ Tasse Haferflocken
1½ Tassen Wasser
1 Teelöffel Vanilleextrakt
1 Teelöffel reiner Ahornsirup
½ Teelöffel gemahlener Zimt
⅛ Teelöffel Salz
⅓ Tasse gehackte Walnüsse
1 mittelgroße Banane, in Scheiben geschnitten
¼ Tasse Mini-Schokoladensplitter oder Kakaonibs

1. Haferflocken, Wasser, Vanille, Ahornsirup, Zimt und Salz in einem mittelgroßen Topf vermengen und bei mittlerer Hitze unter gelegentlichem Rühren etwa 5 Minuten lang zum Kochen bringen.
2. Die Hitze auf niedrige Stufe reduzieren, dann die Walnüsse und die Bananenscheiben hinzugeben und 3 bis 5 Minuten kochen, bis sie eingedickt sind, dabei gelegentlich umrühren.
3. Vom Herd nehmen, etwas abkühlen lassen und dann die Schokoladenstückchen unterrühren. Auf zwei Schüsseln verteilen und servieren.

TIPP ZUM AUSWECHSELN: Anstelle von Wasser können Sie für dieses Rezept jede beliebige Milch verwenden, z. B. Kuh-, Soja-, Mandel-, Hafer-, Reis- oder Kokosmilch.

VARIATIONS-TIPP: Sie können die Haferflocken auch in der Mikrowelle zubereiten. Einfach Haferflocken, Wasser, Vanille, Sirup, Zimt und Salz in eine mittelgroße mikrowellengeeignete Schüssel geben (die Schüssel muss groß genug sein, damit die Haferflocken beim Kochen nicht überkochen) und auf höchster Stufe 1½ bis 2 Minuten lang kochen, oder bis die gewünschte Dicke erreicht ist. Die Walnüsse, die Banane und die Schokoladenstückchen unterrühren und gleichmäßig auf 2 Schüsseln verteilen.

Pro Portion: Kalorien: 413; Gesamtfett: 21g; Gesättigtes Fett: 5g; Natrium: 158mg; Kohlenhydrate: 53g; Zucker: 22g; Ballaststoffe: 7,5g; Eiweiß: 8,5g

Brombeer-Zitronen-Haferflocken

GLUTENFREI NUSSFREI SOJAFREI VEGETARISCH

Wenn Sie morgens oft in Hektik geraten, sind diese cremigen Overnight Oats das perfekte Frühstück für Sie. Mit ein wenig Vorbereitung am Vorabend müssen Sie morgens nur noch zugreifen und loslegen. Chia-Samen sorgen für mehr Struktur und liefern eine Vielzahl von Nährstoffen wie Ballaststoffe, Kalzium, Zink, Kupfer und Omega-3-Fettsäuren. Sie sind ein vollständiges Protein, das heißt, sie enthalten die neun essenziellen Aminosäuren, die der Körper nicht selbst herstellen kann.

PORTIONEN: 2
ZUBEREITUNGSZEIT: 5 Minuten, plus über Nacht

1 Tasse Haferflocken
1 Tasse 1% fettarme Milch
1 Tasse fettarmer griechischer Joghurt
2 Esslöffel frisch gepresster Zitronensaft
2 Teelöffel geriebene Zitronenschale
2 Teelöffel Chiasamen
1 Teelöffel Honig
½ Teelöffel Vanilleextrakt
⅔ Tasse frische oder gefrorene Brombeeren

1. In einer mittelgroßen Schüssel Haferflocken, Milch, Joghurt, Zitronensaft, Zitronenschale, Chiasamen, Honig und Vanille verrühren, bis alles gut vermischt ist. Die Brombeeren unterheben. Verteilen Sie die Mischung gleichmäßig auf zwei verschließbare Gläser oder Behälter. Die Haferflocken über Nacht oder für mindestens 6 Stunden in den Kühlschrank stellen.
2. Morgens umrühren und nach Belieben Milch oder andere Flüssigkeit hinzufügen. In einem luftdichten Behälter im Kühlschrank bis zu 5 Tage aufbewahren.

ZUBEREITUNGSTIPP: Dieses Rezept schmeckt kalt aus dem Kühlschrank, aber wenn Sie Ihre Haferflocken lieber warm mögen, erhitzen Sie sie vor dem Verzehr einfach 1 bis 2 Minuten in der Mikrowelle.

Pro Portion: Kalorien: 362; Gesamtfett: 7g; Gesättigtes Fett: 2g; Natrium: 97mg; Kohlenhydrate: 52g; Zucker: 16g; Ballaststoffe: 9g; Eiweiß: 25g

Avocado-Ei-Toast mit Putenfleischspeck

NUSSFREI SOJAFREI

Servieren Sie mit diesem Rezept ein proteinreiches Frühstück voller gesunder Fette und Vollkornprodukte. Magerer Truthahnspeck hat weniger Fett und Kalorien als herkömmlicher Schweinespeck. Allerdings kann er auch viel Natrium enthalten, weshalb er in Maßen verzehrt werden sollte. Wenn Sie kein Rührei mögen, können Sie Ihre Eier nach Belieben zubereiten.

PORTIONEN: 2
ZUBEREITUNGSZEIT: 5 Minuten
KOCHZEIT: 15 Minuten

Antihaft-Kochspray
4 magere Truthahnspeckscheiben
2 große Eier
1 Teelöffel 1% fettarme Milch
2 Scheiben 100%iges Vollkornbrot
1 mittelgroße Avocado, geschält, entkernt und püriert
⅛ Teelöffel frisch gemahlener schwarzer Pfeffer

1. Eine mittelgroße Pfanne mit Antihaft-Kochspray besprühen und auf mittlere Hitze stellen. Den Truthahnspeck hinzufügen und etwa 4 Minuten braten, dann wenden und weitere 4 Minuten braten, bis er knusprig ist. Den Speck aus der Pfanne nehmen und auf einen mit Papiertüchern ausgelegten Teller legen.
2. In einer kleinen Schüssel Eier und Milch verquirlen, dann die Mischung in die Pfanne geben. Unter häufigem Rühren kochen, dabei gelegentlich die Ränder abkratzen und die Eier zusammenklappen, bis sie rührig und durchgegart sind, 3 bis 5 Minuten.
3. Während die Eier kochen, das Brot toasten. Die Hälfte der pürierten Avocado auf jede Toastscheibe streichen und mit Pfeffer bestreuen.
4. Die Eier gleichmäßig auf die beiden Scheiben Avocado-Toast verteilen und mit je 2 Scheiben Truthahnspeck belegen. Sofort servieren.

VARIATIONSTIPP: Legen Sie noch mehr Nährstoffe und Farbe auf den Toast, indem Sie eine in Scheiben geschnittene Tomate auf den Toast legen und mit etwas Bagelgewürz bestreuen.

Pro Portion (1 Toast): Kalorien: 359; Gesamtfett: 24g; Gesättigtes Fett: 5g; Natrium: 434; Kohlenhydrate: 23g; Zucker: 2g; Ballaststoffe: 9g; Eiweiß: 15g

Super Greens Smoothie

GLUTENFREI NUSSFREI SOJAFREI VEGETARISCH

Dieser grüne Smoothie ist ein schneller Weg, um sich morgens mit Blattgemüse zu versorgen. Er ist natürlich mit Früchten gesüßt und enthält viele Ballaststoffe, Proteine und gesunde Fette, die dich stundenlang satt und zufrieden machen. Außerdem ist er vollgepackt mit Nährstoffen wie Vitamin A, Vitamin C, Vitamin K, Folsäure und Kalzium. Mit 1 bis 2 Messlöffeln Proteinpulver wird es zu einer noch proteinreicheren Mahlzeit.

PORTIONEN: 2

ZUBEREITUNGSZEIT: 5 Minuten

1 Tasse 1% fettarme Milch

1 Tasse fettarmer griechischer Joghurt

2 Tassen verpacktes Blattgemüse (Spinat, Grünkohl oder Frühlingsgemüse)

¼ mittlere Avocado

1 mittelgroßer Granny Smith Apfel, entkernt und in Scheiben geschnitten

1 mittelgroße Banane, in Scheiben geschnitten und gefroren

1. Milch, Joghurt, Blattgemüse, Avocado, Apfel und Banane in einen leistungsstarken Mixer geben. 30 bis 60 Sekunden lang oder bis zur Glätte pürieren.
2. In zwei Gläser gießen. Sofort servieren.

VARIATIONS-TIPP: Sie können auch frische Bananen verwenden, aber ich bevorzuge die eisige Konsistenz, die gefrorene Früchte dem Smoothie verleihen. Dieser Smoothie schmeckt auch mit einer halben Tasse gefrorener Mangostücke anstelle der Banane.

Pro Portion: Kalorien: 266; Gesamtfett: 6g; Gesättigtes Fett: 2g; Natrium: 121mg; Kohlenhydrate: 38g; Zucker: 25g; Ballaststoffe: 6g; Eiweiß: 18g

Smoothie aus Ingwer, Pfirsich und Ananas

GLUTENFREI NUSSFREI SOJAFREI VEGETARISCH

Mit diesem fruchtigen Smoothie werden Sie in die Tropen entführt. Er ist mit ganzen Früchten, 100-prozentigem Saft und frischem Ingwer gefüllt, der nicht nur für einen kräftigen Geschmack sorgt, sondern auch entzündungshemmend wirkt. Einige Studien deuten darauf hin, dass Ingwer den Blutzuckerspiegel bei Menschen mit Typ-2-Diabetes senken kann. Fügen Sie 1 bis 2 Messlöffel Proteinpulver hinzu, um eine proteinreiche Mahlzeit zu erhalten.

PORTIONEN: 2

ZUBEREITUNGSZEIT: 5 Minuten

1 Tasse 1% fettarme Milch

½ Tasse gefrorene Pfirsichspalten

½ Tasse Ananasstücke aus der Dose (verpackt in 100%igem Ananassaft), abgetropft und ¼ Tasse Saft zurückbehalten

1 mittelgroße Banane, in Scheiben geschnitten und gefroren

¾ Teelöffel geschälten und geriebenen frischen Ingwer

1. Milch, Pfirsiche, Ananas, Ananassaft, Banane und Ingwer in einen leistungsstarken Mixer geben. 30 bis 60 Sekunden lang oder bis zur Glätte pürieren.
2. In zwei Gläser gießen. Sofort servieren.

Abwandlungstipp: Wenn Sie keinen frischen Ingwer haben, können Sie ⅛ Teelöffel gemahlenen Ingwer ersetzen. Als optionale Garnierung können Sie ein wenig gemahlenen Zimt darüber streuen.

Pro Portion: Kalorien: 140; Gesamtfett: 2g; Gesättigtes Fett: 1g; Natrium: 55mg; Kohlenhydrate: 29g; Zucker: 21g; Ballaststoffe: 3g; Eiweiß: 5g

Orange-Sunrise-Smoothie

GLUTENFREI NUSSFREI SOJAFREI VEGETARISCH

Dieser frische, saftige Smoothie versorgt Sie morgens mit Nährstoffen wie Vitamin A, Vitamin C, Kalzium, Kalium und Beta-Carotin. Für dieses Rezept ist ein Hochleistungsmixer oder eine Küchenmaschine erforderlich, um die Karotten und Orangen vollständig zu pürieren. Fügen Sie 1 bis 2 Messlöffel Proteinpulver hinzu, um eine proteinreiche Mahlzeit zu erhalten.

PORTIONEN: 2
ZUBEREITUNGSZEIT: 10 Minuten

1 Tasse 1% fettarme Milch
½ Tasse fettarmer griechischer Joghurt
1 mittelgroße Orange, geschält und in Stücke geschnitten
1 mittelgroße Banane, in Scheiben geschnitten und gefroren
1 mittelgroße Karotte, grob gehackt
1 Teelöffel Vanilleextrakt
2 Teelöffel geriebene Orangenschale

1. Milch, Joghurt, Orange, Banane, Karotte, Vanille und Orangenschale in einen leistungsstarken Mixer geben. 30 bis 60 Sekunden lang oder bis zur Glätte pürieren.
2. In zwei Gläser gießen. Sofort servieren.

VARIATIONSTIPP: Tauschen Sie die Orange gegen eine halbe Grapefruit aus und verwenden Sie sowohl die Schale als auch das Innere der Frucht, um den Zitrusgeschmack in diesem Smoothie zu variieren.

Pro Portion: Kalorien: 190; Gesamtfett: 2g; Gesättigtes Fett: 1g; Natrium: 97mg; Kohlenhydrate: 34g; Zucker: 23g; Ballaststoffe: 4g; Eiweiß: 11g

Erdnussbutter-Bananen-Muffins im Mixer

GLUTENFREI SOJAFREI VEGETARISCH

Dieses Rezept vereint die klassische Kombination aus Erdnussbutter und Banane. Dieses unkomplizierte Rezept ohne Zuckerzusatz lässt sich mit Hilfe eines Mixers ganz einfach zubereiten. Die Haferflocken, das Obst und die Erdnussbutter sorgen für Ballaststoffe, die den Blutzuckerspiegel nicht zu schnell ansteigen lassen. Dank des griechischen Joghurts und der Erdnussbutter enthalten diese Muffins außerdem eine gesunde Dosis an Proteinen, die den morgendlichen Hunger stillen.

Ergibt: 12 Muffins
ZUBEREITUNGSZEIT: 10 Minuten
KOCHZEIT: 15 Minuten

Antihaft-Kochspray
2 Tassen Haferflocken
1 Tasse fettarmer griechischer Joghurt
2 mittelgroße reife Bananen
2 große Eier
½ Tasse natürliche cremige Erdnussbutter
2 Medjool-Datteln, entkernt
1½ Teelöffel Backpulver
1 Teelöffel Vanilleextrakt
½ Teelöffel Backpulver

1. Heizen Sie den Ofen auf 400°F vor. Eine Muffinform mit Antihaft-Kochspray einsprühen. Beiseite stellen.
2. Haferflocken, Joghurt, Bananen, Eier, Erdnussbutter, Datteln, Backpulver, Vanille und Backpulver in einen Hochleistungsmixer oder eine Küchenmaschine geben. Auf höchster Stufe mixen, bis der Teig glatt ist (30 bis 60 Sekunden).
3. Den Teig in die vorbereitete Muffinform gießen (er wird dickflüssig sein) und gleichmäßig auf die 12 Förmchen verteilen.
4. 15 Minuten backen oder bis die Muffins oben golden sind und ein Zahnstocher in der Mitte sauber herauskommt. In einem luftdichten Behälter bis zu 5 Tage aufbewahren.

ZUBEREITUNGSTIPP: Wenn Ihre Datteln zu fest sind, weichen Sie sie 5 Minuten lang in heißem Wasser ein und lassen sie dann abtropfen, bevor Sie sie in den Mixer geben.

VARIATIONSTIPP: Fügen Sie bis zu ½ Tasse halbsüße Schokoladensplitter oder Kakaonibs hinzu, um sie zu einem süßen Genuss zu machen.

Pro Portion (1 Muffin): Kalorien: 178; Gesamtfett: 8g; Gesättigtes Fett: 2g; Natrium: 119mg; Kohlenhydrate: 21g; Zucker: 7g; Ballaststoffe: 3g; Eiweiß: 8g

Zucchini-Kleie-Muffins

SOJAFREI VEGETARISCH

Bei der Herstellung von raffiniertem Mehl wird die Kleie vom Weizenkorn abgelöst und fällt als Nebenprodukt an. Die Kleie ist die harte äußere Schicht, die voller Nährstoffe und Ballaststoffe ist. Hier verleiht sie diesen Muffins Ballaststoffe, Nussigkeit und Volumen, und die Zucchini sorgt für eine Portion Gemüse für einen guten Start in den Tag.

Ergibt: 12 Muffins
ZUBEREITUNGSZEIT: 10 Minuten
KOCHZEIT: 25 Minuten

Antihaft-Kochspray
1½ Tassen geschredderte Zucchini
1 Tasse Weizenkleie
1 Tasse weißes Weizenvollkornmehl
½ Tasse gehackte Walnüsse oder Pekannüsse
2 Teelöffel gemahlener Zimt
1½ Teelöffel Backpulver
1 Teelöffel Backpulver
¼ Teelöffel gemahlene Muskatnuss
1½ Tassen 1% fettarme Milch
2 große Eier
½ Tasse ungesüßtes Apfelmus
2 Esslöffel kaltgepresstes Olivenöl
1 Teelöffel Vanilleextrakt

1. Den Ofen auf 400°F vorheizen. Ein Muffinblech mit Antihaft-Spray besprühen und beiseite stellen.
2. Die zerkleinerten Zucchini in die Mitte eines Stücks Seihtuch oder eines Geschirrtuchs legen und auswringen, um überschüssige Feuchtigkeit zu entfernen. Legen Sie die Zucchini beiseite.
3. In einer großen Schüssel die Weizenkleie, das Mehl, die Nüsse, den Zimt, das Backpulver, das Natron und die Muskatnuss vermischen.
4. In einer kleinen Schüssel die Milch, die Eier, das Apfelmus, das Olivenöl und die Vanille miteinander verquirlen. Die feuchten Zutaten zu den trockenen Zutaten geben und verrühren, bis alles gut vermischt ist. Die Zucchini unterheben.
5. Den Teig gleichmäßig auf die 12 Muffinförmchen verteilen. 20 bis 25 Minuten backen, oder bis ein Zahnstocher in der Mitte sauber herauskommt. Reste in einem luftdichten Behälter im Kühlschrank bis zu 1 Woche aufbewahren.

VARIATIONSTIPP: Fügen Sie ½ Tasse Blaubeeren hinzu, um eine fruchtige Süße zu erzielen.

Pro Portion (1 Muffin): Kalorien: 130; Gesamtfett: 7g; Gesättigtes Fett: 1g; Natrium: 177mg; Kohlenhydrate: 15g; Zucker: 3g; Ballaststoffe: 4g; Eiweiß: 5g

Süßkartoffel-Frühstückshaschee mit Eiern

MILCHFREI GLUTENFREI NUSSFREI SOJAFREI VEGETARISCH

Süßkartoffeln verleihen jedem Gericht eine wunderschöne tieforange Farbe und liefern Nährstoffe wie Ballaststoffe, das Antioxidans Beta-Carotin, Kalium, Vitamin B6 und Magnesium. Zusammen mit den eiweißreichen Eiern und dem Superfood Grünkohl ergibt sich ein energiegeladenes Frühstückshaschee. Wenn Sie reifen Grünkohl verwenden, entstielen Sie ihn, bevor Sie die Blätter hacken und in die Pfanne geben.

PORTIONEN: 4
ZUBEREITUNGSZEIT: 10 Minuten
KOCHZEIT: 20 Minuten

2 Esslöffel kaltgepresstes Olivenöl
3 Tassen geschälte und gewürfelte Süßkartoffeln (½-Zoll-Stücke) (2 bis 3 Süßkartoffeln)
1 Tasse gewürfelte gelbe Paprika
1 Tasse gewürfelte gelbe Zwiebel
1 Teelöffel Paprika
¼ Teelöffel Salz
3 Tassen gehackter Grünkohl
2 Knoblauchzehen, gehackt
4 pasteurisierte große Eier
⅛ Teelöffel frisch gemahlener schwarzer Pfeffer
Salsa, zum Servieren (optional)

1. In einer großen Pfanne das Olivenöl bei mittlerer bis hoher Hitze erhitzen. Süßkartoffel, Paprika, Zwiebel, Paprika und Salz hinzufügen. Etwa 10 Minuten kochen, dabei häufig umrühren, bis die Kartoffeln weich werden.
2. Den Grünkohl und den Knoblauch hinzufügen und umrühren. Kochen, bis der Grünkohl anfängt zu welken, etwa 3 Minuten.
3. Die Hitze auf niedrige Stufe reduzieren. Mit einem Löffel oder Spatel 4 Taschen für die Eier in der Süßkartoffelmasse formen. In jede Tasche 1 Ei aufschlagen. Die Pfanne abdecken und kochen, bis das Eiweiß fest und das Eigelb leicht flüssig ist, etwa 5 Minuten.
4. Vom Herd nehmen und mit Pfeffer würzen. So servieren, wie es ist, oder mit Ihrer Lieblingssalsa, falls gewünscht. Reste in einem luftdichten Behälter im Kühlschrank bis zu 5 Tage aufbewahren.

ZUBEREITUNGSTIPP: Da bei diesem Rezept die Eier nicht vollständig gekocht werden müssen, empfehle ich die Verwendung von pasteurisierten Eiern, um das Risiko von durch Lebensmittel übertragbaren Krankheiten zu verringern, die durch nicht ausreichend gekochte Eier entstehen können.

Pro Portion: Kalorien: 255; Gesamtfett: 12g; Gesättigtes Fett: 3g; Natrium: 279mg; Kohlenhydrate: 29g; Zucker: 6g; Ballaststoffe: 4g; Eiweiß: 10g

Blaubeer-Hafer-Lein-Pfannkuchen

GLUTENFREI NUSSFREI SOJAFREI VEGETARISCH VEGANE OPTION (SIEHE TIPP)

Nichts gehört zu einem Samstagmorgen wie ein Stapel warmer Pfannkuchen. Diese herzhaften Pfannkuchen sind nährstoffreich und enthalten gesunde Fette, Vollkornprodukte und Antioxidantien, die das Gehirn anregen. Während diese Pfannkuchen eine gesunde Ergänzung für Ihren Tag sein können, sollten Sie darauf achten, welche Beläge Sie verwenden, denn viele traditionelle Pfannkuchenbeläge, wie Butter und Sirup, können schnell eine Menge Kalorien, gesättigte Fette und Zucker hinzufügen. Versuchen Sie es stattdessen mit zusätzlichen Blaubeeren, Bananenscheiben, Nussbutter, einem Spritzer Zitronensaft oder einem Teelöffel Marmelade oder reinem Ahornsirup.

Ergibt: 16 (4-Zoll) Pfannkuchen
ZUBEREITUNGSZEIT: 5 Minuten
KOCHZEIT: 20 Minuten

Antihaft-Kochspray
1½ Tassen 1% fettarme Milch
¼ Tasse gemahlener Leinsamen
1 Esslöffel reiner Ahornsirup
1 großes Ei
1 Teelöffel Vanilleextrakt
1 Teelöffel Backpulver
½ Teelöffel gemahlener Zimt
¼ Teelöffel Backpulver
2 Tassen Haferflocken, geteilt
1 Tasse frische oder gefrorene Heidelbeeren

1. Eine Grillplatte auf 300°F vorheizen oder eine Pfanne mit Antihaft-Kochspray einsprühen und auf mittlere Hitze stellen.
2. Milch, Leinsamen, Ahornsirup, Ei, Vanille, Backpulver, Zimt, Natron und 1½ Tassen Haferflocken in einen Hochleistungsmixer geben. Etwa 30 Sekunden lang oder bis zur Glätte mixen. Den Mixer ausschalten und den Stecker ziehen, dann die restliche ½ Tasse Haferflocken und die Blaubeeren unterheben.
3. Gießen Sie schubweise etwa ¼ Tasse Teig pro Pfannkuchen auf die Grillplatte. Backen, bis die Ränder fest sind, sich an der Oberfläche Blasen bilden und die Unterseiten leicht gebräunt sind, 3 bis 5 Minuten. Umdrehen und weiterbacken, bis die andere Seite ebenfalls leicht gebräunt ist, 2 bis 4 Minuten. Diesen Vorgang wiederholen, bis der gesamte Teig verbraucht ist.

4. Sofort servieren. Reste können zugedeckt bis zu 5 Tage im Kühlschrank aufbewahrt werden.

Abwandlungstipp: Um diese Pfannkuchen vegan zu machen, ersetzen Sie die Milch durch eine pflanzliche Milch (Soja-, Mandel- oder Hafermilch) und verwenden Sie anstelle des Eies ein "Leinenei". Um ein Leinsamen-Ei herzustellen, mischen Sie 1 Esslöffel gemahlene Leinsamen mit 2½ Esslöffeln Wasser und lassen es 5 Minuten stehen, bevor Sie es zum Rezept hinzufügen.

TIPP ZUR AUFBEWAHRUNG: Machen Sie eine Ladung dieser Pfannkuchen und frieren Sie sie für ein schnelles und einfaches Frühstück später ein. Ich empfehle, die Pfannkuchen mit Pergament- oder Wachspapier zwischen den einzelnen Pfannkuchen einzufrieren, damit sie sich leichter trennen lassen, und sie dann in einen verschließbaren Gefrierbeutel oder -behälter zu geben. Im Gefrierschrank sind sie bis zu 3 Monate haltbar.

Pro Portion (4 Pfannkuchen): Kalorien: 314; Gesamtfett: 8g; Gesättigtes Fett: 2g; Natrium: 236mg; Kohlenhydrate: 46g; Zucker: 12g; Ballaststoffe: 8g; Eiweiß: 14g

Vollkorn Waffeln

NUSSFREI SOJAFREI VEGETARISCH

Wenn Sie Ihre tägliche Ballaststoffzufuhr erhöhen wollen, sind diese Waffeln genau das Richtige für Sie. Weißes Vollkornmehl bietet dieselben Nährstoffe und Vorteile wie herkömmliches Vollkornmehl, ist aber ein leichteres Produkt, was zu zarten, fluffigen Backwaren führt. Wenn Sie kein Apfelmus zur Hand haben, können Sie es durch zerdrückte Bananen ersetzen. Servieren Sie den Kuchen mit Ihren Lieblingsbelägen wie Nussbutter und frischem Obst.

PORTIONEN: 6
ZUBEREITUNGSZEIT: 5 Minuten
KOCHZEIT: 15 Minuten

1½ Tassen weißes Weizenvollkornmehl
½ Tasse Haferflocken
¼ Tasse gemahlener Leinsamen
2 Teelöffel Backpulver
¼ Teelöffel Salz
1¾ Tassen 1% fettarme Milch
1 großes, leicht geschlagenes Ei
¼ Tasse ungesüßtes Apfelmus
2 Esslöffel Avocadoöl
1 Teelöffel Vanilleextrakt
Antihaft-Kochspray

1. Heizen Sie ein Waffeleisen nach den Anweisungen des Herstellers vor.
2. In einer mittelgroßen Schüssel Mehl, Haferflocken, Leinsamen, Backpulver und Salz verquirlen. Milch, Ei, Apfelmus, Avocadoöl und Vanille mit einem Silikonspatel unterrühren, bis alles gut vermischt ist.
3. Das Waffeleisen mit Antihaft-Kochspray einsprühen. Einen Teil des Teigs in das Waffeleisen gießen und nach Anleitung backen. Den Vorgang wiederholen, bis der gesamte Teig verbraucht ist. Warm servieren.

ZUBEREITUNGSTIPP: Kein Waffeleisen? Machen Sie daraus Pfannkuchen, indem Sie das Avocadoöl weglassen und jeweils etwa ¼ Tasse Teig auf eine eingefettete Grillplatte geben und auf jeder Seite goldbraun backen, insgesamt 5 bis 6 Minuten.

Pro Portion: Kalorien: 253; Gesamtfett: 10g; Gesättigtes Fett: 2g; Natrium: 264mg; Kohlenhydrate: 34g; Zucker: 5g; Ballaststoffe: 4g; Eiweiß: 10g

Spinat-Ei-Muffins

NUSSFREI SOJAFREI VEGETARISCH

Einmal kochen und die ganze Woche über frühstücken. Diese Eiermuffins sind eine einfache Option zum Mitnehmen, vollgepackt mit Eiweiß, Vitaminen und Mineralien. Parmesankäse hat einen stärkeren Geschmack, so dass weniger nötig ist, um ihn schmackhaft zu machen. Servieren Sie sie heiß mit Salsa, Sriracha oder einem anderen Lieblingsbelag für die Eier.

Ergibt: 12 Muffins
ZUBEREITUNGSZEIT: 10 Minuten
KOCHZEIT: 25 Minuten

Antihaft-Kochspray
9 große Eier
¼ Tasse 1% fettarme Milch
1 Tasse verpackter Babyspinat, gehackt
1 kleine gelbe Zwiebel, fein gewürfelt
½ Tasse fein geriebener Parmesankäse
¼ Tasse weißes Weizenvollkornmehl
1 Teelöffel italienisches Gewürz
¼ Teelöffel Salz
¼ Teelöffel frisch gemahlener schwarzer Pfeffer

1. Heizen Sie den Ofen auf 350°F vor. Eine Muffinform mit Antihaft-Kochspray einsprühen und beiseite stellen.
2. In einer mittelgroßen Schüssel die Eier und die Milch miteinander verquirlen. Spinat, Zwiebel, Käse, Mehl, italienische Gewürze, Salz und Pfeffer hinzugeben und verquirlen, bis alles gut vermischt ist.
3. Die Eimischung gleichmäßig auf die Muffinförmchen verteilen. 25 bis 30 Minuten backen, oder bis die Eier fest und durchgebacken sind (160°F).
4. Reste in einem luftdichten Behälter im Kühlschrank bis zu 5 Tage aufbewahren. Zum Aufwärmen 60 bis 90 Sekunden auf höchster Stufe in der Mikrowelle erwärmen oder bis sie durch sind.

LAGERUNGSTIPP: Diese Eiermuffins können bis zu 3 Monate lang eingefroren werden. Ich empfehle, sie erst aufzutauen, bevor man sie in der Mikrowelle aufwärmt. Ich nehme gerne ein oder zwei am Vorabend aus dem Gefrierschrank und lasse sie über Nacht im Kühlschrank auftauen, um sie dann schnell in der Mikrowelle aufzuwärmen.

VARIATIONS-TIPP: Tauschen Sie den Spinat gegen ein beliebiges Blattgemüse aus, das Sie gerade zur Hand haben.

Pro Portion (1 Muffin): Kalorien: 86; Gesamtfett: 5g; Gesättigtes Fett: 2g; Natrium: 181mg; Kohlenhydrate: 4g; Zucker: 1g; Ballaststoffe: 0g; Eiweiß: 6g

Sommerliches Rührei mit Hühnerwurst

GLUTENFREI NUSSFREI SOJAFREI

In der Vergangenheit hatten Eier aufgrund des Cholesteringehalts im Eigelb einen schlechten Ruf für die Herzgesundheit. Neuere Forschungen legen jedoch nahe, dass Cholesterin in der Nahrung nicht so stark auf den Cholesterinspiegel im Blut wirkt wie früher angenommen. Während das Eiweiß einen hohen Eiweißgehalt aufweist, enthält das Eigelb ebenfalls Eiweiß und viele andere Nährstoffe, darunter Vitamin A, Vitamin D, Vitamin E, Vitamin B12, Folsäure, Phosphor und Cholin.

PORTIONEN: 4
ZUBEREITUNGSZEIT: 15 Minuten
KOCHZEIT: 20 Minuten

1 Esslöffel kaltgepresstes Olivenöl
½ kleine weiße Zwiebel, gewürfelt
½ mittelgroße Zucchini, in dünne Scheiben geschnitten
½ mittelgroßer gelber Kürbis, in dünne Scheiben geschnitten
4 Hühnerwurstscheiben, in ½-Zoll-dicke Scheiben geschnitten
6 große Eier
1 Esslöffel 1% fettarme Milch
1 mittelgroße Roma-Tomate, gewürfelt
1 Teelöffel italienisches Gewürz
½ Teelöffel frisch gemahlener schwarzer Pfeffer

1. In einer großen Pfanne das Olivenöl bei mittlerer bis hoher Hitze erhitzen. Die Zwiebel, die Zucchini und den gelben Kürbis hinzufügen. Unter häufigem Rühren kochen, bis die Zwiebel anfängt, glasig zu werden und Zucchini und Kürbis weich sind, 8 bis 10 Minuten. Die Hühnerwurst hinzugeben und kochen, bis sie durch ist, etwa 4 Minuten. Die Mischung in eine Schüssel geben und beiseite stellen.
2. In einer kleinen Schüssel Eier und Milch verquirlen, dann die Mischung in die heiße Pfanne geben. Die Hitze auf mittlere Stufe reduzieren und unter häufigem Rühren kochen, dabei gelegentlich die Ränder abkratzen und die Eier zusammenklappen, bis sie rührig und fast gar sind, etwa 3 Minuten.
3. Das gekochte Gemüse zusammen mit der Tomate, den italienischen Gewürzen und dem schwarzen Pfeffer hinzufügen. Weitere 2 bis 3 Minuten kochen, bis die Eier gar sind und alles durcherhitzt ist. Heiß servieren. Reste können bis zu 5 Tage im Kühlschrank aufbewahrt werden.

ZUBEREITUNGSTIPP: Für dieses Rezept wird eine vollständig gekochte Hühnerwurst verwendet, um die Kochzeit zu verkürzen. Wenn Sie Hühnerwurst kaufen, die noch nicht fertig gekocht ist, müssen Sie die Kochzeit verlängern.

Pro Portion: Kalorien: 223; Gesamtfett: 16g; Gesättigtes Fett: 4g; Natrium: 293mg; Kohlenhydrate: 5g; Zucker: 3g; Ballaststoffe: 1g; Eiweiß: 15g

Schinken-Käse-Brokkoli-Blumenkohl-Frittata

GLUTENFREI NUSSFREI SOJAFREI

Frittata ist ein italienisches Gericht auf Eibasis, das einer Quiche oder einem Omelett ohne Kruste ähnelt und mit zusätzlichen Zutaten wie Gemüse, Fleisch oder Käse zubereitet wird. Dieses Rezept ist voll von Brokkoli, Blumenkohl, Schinken und Käse und liefert Nährstoffe wie Eiweiß, Ballaststoffe, Kalzium, Zink, Eisen, Vitamin C, Vitamin B6, Vitamin B12 und Magnesium. Servieren Sie es mit Salsa, fettarmer saurer Sahne, Sriracha oder Pesto.

PORTIONEN: 4
ZUBEREITUNGSZEIT: 15 Minuten
KOCHZEIT: 30 Minuten

6 große Eier
¼ Tasse 1% fettarme Milch
¼ Teelöffel frisch gemahlener schwarzer Pfeffer
⅛ Teelöffel Paprika
1 Tasse geschredderter scharfer Cheddar-Käse
1 Esslöffel kaltgepresstes Olivenöl
1 Tasse gehackte Brokkoli-Röschen
1 Tasse gehackte Blumenkohlröschen
2 Frühlingszwiebeln, grüne und weiße Teile, in Scheiben geschnitten
1 Tasse gewürfelter Schinken
2 Knoblauchzehen, gehackt

1. Den Backofen auf 400°F vorheizen.
2. In einer mittelgroßen Schüssel die Eier, die Milch, den Pfeffer und das Paprikapulver verquirlen. Den Käse unterrühren. Die Mischung beiseite stellen.
3. In einer 10-Zoll-Pfanne aus Gusseisen oder einer anderen ofenfesten Pfanne das Olivenöl bei mittlerer Hitze erhitzen. Brokkoli, Blumenkohl und Frühlingszwiebeln hinzufügen und unter gelegentlichem Rühren kochen, bis der Brokkoli hellgrün und zart ist, 5 bis 8 Minuten. Den Schinken und den Knoblauch hinzufügen und weitere 3 Minuten kochen, bis der Schinken durchgebraten ist. Vom Herd nehmen und die Eier-Käse-Mischung darüber gießen, dabei vorsichtig umrühren.
4. 15 bis 20 Minuten backen, oder bis die Eier gar sind (160°F). Warm servieren.

VARIATIONS-TIPP: Anstatt den Brokkoli und Blumenkohl in der Pfanne zu garen, können Sie ihn auch im Ofen bei 425°F etwa 20 Minuten lang rösten, oder bis er den gewünschten Gargrad erreicht hat.

Pro Portion: Kalorien: 315; Gesamtfett: 23g; Gesättigtes Fett: 9g; Natrium: 430mg; Kohlenhydrate: 6g; Zucker: 2g; Ballaststoffe: 1g; Eiweiß: 21g

Garten-Gemüse-Ei-Auflauf

GLUTENFREI NUSSFREI SOJAFREI VEGETARISCH

Ich höre oft von meinen Kunden, dass Gemüse die Lebensmittelgruppe ist, von der sie am wenigsten essen, vor allem am Morgen. Das ist kalten Müslis, Donuts, Bagels und anderem Gebäck zu verdanken. Ich habe jedoch die Erfahrung gemacht, dass Eier ein hervorragendes Mittel sind, um morgens mehr Gemüse zu essen. Sie sind so vielseitig und lassen sich mit praktisch jedem Gemüse kombinieren. Servieren Sie den Auflauf mit Salsa, fettarmer saurer Sahne, Sriracha oder Pesto.

PORTIONEN: 8
ZUBEREITUNGSZEIT: 15 Minuten
KOCHZEIT: 50 Minuten

Antihaft-Kochspray
1 Esslöffel kaltgepresstes Olivenöl
½ gelbe Zwiebel, gewürfelt
2 Tassen gewürfelte Brokkoliröschen
4 Tassen verpackter Babyspinat
1 Tasse geviertelte Kirschtomaten
2 Knoblauchzehen, gehackt
1 Tasse tiefgekühlte geschredderte Kartoffeln
1½ Tassen zerkleinerter Mozzarella-Käse
12 große Eier
1½ Tassen 1% fettarme Milch
½ Teelöffel Salz
¼ Teelöffel frisch gemahlener schwarzer Pfeffer

1. Heizen Sie den Ofen auf 375°F vor. Eine 9 x 13-Zoll-Backform mit Antihaft-Kochspray einsprühen und beiseite stellen.
2. In einer großen Pfanne das Olivenöl bei mittlerer Hitze erhitzen. Die Zwiebel und den Brokkoli hinzufügen. Sautieren, bis die Zwiebel glasig wird und der Brokkoli halbweich ist, 5 bis 6 Minuten. Spinat und Tomaten zugeben und kochen, bis der Spinat verwelkt ist und die Flüssigkeit verdampft ist, etwa 4 Minuten. Den Knoblauch hinzufügen und eine weitere Minute kochen. Die zerkleinerten Kartoffeln unterrühren.
3. Die Gemüsemischung in die vorbereitete Auflaufform geben und gleichmäßig verteilen. Den Käse darüber streuen.
4. In einer mittelgroßen Schüssel die Eier, Milch, Salz und Pfeffer verquirlen. Die Eimischung über das Gemüse und den Käse gießen.

5. 30 bis 40 Minuten backen, oder bis die Eier gar sind (160°F) und die Oberseite anfängt, golden zu werden. Vor dem Servieren etwas abkühlen lassen. Reste in einem luftdichten Behälter im Kühlschrank bis zu 5 Tage aufbewahren.

ZUBEREITUNGSTIPP: Sie können den Kuchen am Vorabend zubereiten, ihn über Nacht im Kühlschrank aufbewahren und am nächsten Morgen backen.

VARIATIONS-TIPP: Wenn Sie das aufgeführte Gemüse nicht haben, können Sie jedes beliebige Gemüse verwenden, das Sie zur Hand haben.

Pro Portion: Kalorien: 166; Gesamtfett: 10g; Gesättigtes Fett: 4g; Natrium: 286mg; Kohlenhydrate: 7g; Zucker: 3g; Ballaststoffe: 1g; Eiweiß: 12g

Avocado-Tomaten-Omelett

GLUTENFREI NUSSFREI SOJAFREI VEGETARISCH

Dieses Omelett ist ein herzgesundes Frühstück, für das es sich lohnt, aufzustehen. Es besteht aus saftiger Tomate und cremiger Avocado, umhüllt von einer dünnen Schicht Eier. Dieses einfache, aber köstliche Gericht liefert reichlich Eiweiß und gesunde Fette und ist gleichzeitig kohlenhydratarm. Fügen Sie auf Wunsch eine Scheibe Vollkorntoast hinzu, um Ihre Makronährstoffe auszugleichen.

PORTIONEN: 2
ZUBEREITUNGSZEIT: 10 Minuten
KOCHZEIT: 16 Minuten

Antihaft-Kochspray
1 kleine Avocado, gewürfelt
1 mittelgroße Tomate, entkernt, entkernt und gewürfelt
1 Esslöffel frisch gepresster Limettensaft
4 große Eier
½ Tasse geschredderter scharfer Cheddar-Käse, aufgeteilt
2 Esslöffel fettarme saure Sahne, aufgeteilt
Gehackter frischer Koriander, zum Garnieren (optional)

1. Eine mittelgroße Bratpfanne mit Antihaft-Kochspray besprühen und auf mittlere Hitze stellen.
2. Die gewürfelte Avocado, die Tomate und den Limettensaft in einer kleinen Schüssel verrühren; beiseite stellen.
3. In einer separaten kleinen Schüssel die Eier verquirlen, dann die Hälfte der Eier in die Pfanne gießen, dabei die Pfanne kippen, damit das Ei die Pfanne gleichmäßig bedeckt. Die Hälfte der Avocado und der Tomate auf die Hälfte der Eier streuen. Mit ¼ Tasse geriebenem Käse bestreuen.
4. Backen, bis der Boden leicht golden ist und die Ränder fest werden, etwa 5 Minuten. Die Hälfte ohne Belag auf die andere Hälfte der Eier und des Belags umklappen. Weitergaren, bis die Mitte fest ist, etwa 3 Minuten. Aus der Pfanne nehmen, mit 1 Esslöffel saurer Sahne bestreichen und mit frischem Koriander garnieren (falls verwendet).
5. Wiederholen Sie den Vorgang mit den restlichen Zutaten, um ein weiteres Omelett herzustellen.

Pro Portion: Kalorien: 454; Gesamtfett: 36g; Gesättigtes Fett: 12g; Natrium: 343mg; Kohlenhydrate: 14g; Zucker: 3g; Ballaststoffe: 8g; Eiweiß: 23g

KAPITEL 6

Snacks und Beilagen

Grünkohl-Chips mit Parmesan

GLUTENFREI NUSSFREI SOJAFREI

Dieses Rezept stillt Ihre Lust auf einen herzhaften, knusprigen Snack. Grünkohl wird oft als "Superfood" bezeichnet, weil er so nährstoffreich ist. Grünkohl ist eine gute Quelle für Ballaststoffe, Vitamin K, Vitamin A, Vitamin C, Folsäure, Mangan, Kupfer, Kalium, Kalzium und mehr. Dieses einfache Rezept zeigt, wie vielseitig Grünkohl ist und wie köstlich er sein kann.

PORTIONEN: 4
ZUBEREITUNGSZEIT: 5 Minuten
KOCHZEIT: 20 Minuten

1 Bund Grünkohl
1 Esslöffel kaltgepresstes Olivenöl
3 Knoblauchzehen, gehackt
¼ Teelöffel Salz
¼ Tasse fein geriebener Parmesankäse

1. Den Backofen auf 300°F vorheizen.
2. Den Grünkohl abspülen und vollständig trocken tupfen. Die Rippen vom Grünkohl entfernen, die Blätter grob hacken und in eine große Schüssel geben. Mit dem Olivenöl, dem Knoblauch und dem Salz vermischen. Den Grünkohl auf ein Backblech geben und gleichmäßig verteilen, ohne ihn zu überfüllen. Wenn nötig, zwei Chargen machen.
3. 20 Minuten backen, dabei den Grünkohl nach der Hälfte der Zeit umrühren. Die Chips etwas abkühlen lassen, dann mit Parmesan bestreuen. Sofort servieren. Reste in einem luftdichten Behälter bis zu 5 Tage aufbewahren.

ZUBEREITUNGSTIPP: Wenn Sie eine Salatschleuder haben, verwenden Sie diese, um den Grünkohl vor der Zugabe des Olivenöls vollständig zu trocknen. Wenn der Grünkohl noch Feuchtigkeit enthält, wird er matschig statt knusprig.

Pro Portion: Kalorien: 75; Gesamtfett: 5g; Gesättigtes Fett: 1g; Natrium: 271mg; Kohlenhydrate: 4g; Zucker: 1g; Ballaststoffe: 1g; Eiweiß: 3g

Chili-Limetten-Popcorn

MILCHFREI GLUTENFREI NUSSFREI SOJAFREI VEGAN

Kuscheln Sie sich für den Filmabend mit einer Schüssel dieses würzigen Popcorns ein. Popcorn gilt als Vollkorn und liefert Ballaststoffe, B-Vitamine, Mangan, Phosphor und Magnesium. Dieser gesunde Snack ist eine lustige Abwechslung zu herkömmlichem Popcorn mit Salz und Butter. Passen Sie die Menge der Gewürze nach Bedarf an Ihre Geschmacksvorlieben an.

PORTIONEN: 8
ZUBEREITUNGSZEIT: 5 Minuten
KOCHZEIT: 10 Minuten

1 Esslöffel Avocadoöl
½ Tasse Popcorn-Körner
2 Teelöffel Chilipulver
½ Teelöffel Salz
¼ Teelöffel Knoblauchpulver
1 Kalk

1. In einem großen, schweren Topf das Avocadoöl bei mittlerer Hitze erhitzen. Die Popcornkerne hinzufügen und mit einem Deckel abdecken.
2. Die Hitze reduzieren und die Pfanne gelegentlich schütteln, damit alle Körner aufpoppen und die bereits aufgepoppten Körner nicht verbrennen, 6 bis 7 Minuten. Wenn das Aufpoppen nachlässt, die Pfanne zugedeckt vom Herd nehmen und das Popcorn leicht abkühlen lassen.
3. Das Popcorn in eine große Schüssel geben und alle nicht aufgegangenen Körner wegwerfen. Chilipulver, Salz und Knoblauchpulver über das Popcorn streuen und die Schale der Limette darüber reiben. Leicht schwenken, damit das Popcorn gleichmäßig bedeckt ist. Kurz vor dem Servieren die Limette halbieren und den frischen Saft über dem Popcorn auspressen, um es zu überziehen.

Pro Portion: Kalorien: 81; Gesamtfett: 3g; Gesättigtes Fett: 0g; Natrium: 166mg; Kohlenhydrate: 13g; Zucker: 0g; Ballaststoffe: 3g; Eiweiß: 2g

Backfertige Dattel-Nuss-Riegel

MILCHFREI GLUTENFREI SOJAFREI VEGAN

Diese Dattel-Nuss-Riegel sind ein einfacher, süßer Snack ohne Zuckerzusatz und mit viel Eiweiß und Ballaststoffen. Sie brauchen den Ofen nicht einzuschalten und sind eine einfache, ungebackene Leckerei, die man die ganze Woche über essen kann. Wenn Sie keine Chiasamen haben, können Sie auch gemahlene Leinsamen verwenden.

Ergibt: 12 Riegel

VORBEREITUNGSZEIT: 10 Minuten, plus 2 Stunden zum Abbinden

1½ Tassen entsteinte Medjool-Datteln
1 Tasse Walnüsse
½ Tasse Mandeln
¼ Tasse Chiasamen
2 Esslöffel ungesüßtes Kakaopulver
1 Teelöffel Vanilleextrakt
⅛ Teelöffel Salz

1. Eine quadratische 8-Zoll-Backform mit Pergamentpapier auslegen und beiseite stellen.
2. Datteln, Walnüsse und Mandeln in eine Küchenmaschine oder einen Hochleistungsmixer geben. So lange pulsieren und verarbeiten, bis die Datteln und Nüsse zerfallen und sich zu einer Kugel formen. Die Chiasamen, das Kakaopulver, die Vanille und das Salz hinzugeben. Verarbeiten, bis alles gut vermischt ist.
3. Die Mischung in die vorbereitete Backform geben und gleichmäßig in den Boden drücken. Etwa 2 Stunden oder bis zum Festwerden in den Kühlschrank stellen. Zum Servieren in 12 Riegel schneiden. Abgedeckt im Kühlschrank bis zu 1 Woche aufbewahren.

ZUBEREITUNGSTIPP: Wenn Ihre Datteln zu fest sind, weichen Sie sie 5 bis 15 Minuten in heißem Wasser ein, lassen Sie sie dann abtropfen und tupfen Sie sie trocken, bevor Sie sie in das Rezept geben.

Pro Portion (1 Riegel): Kalorien: 167; Gesamtfett: 10g; Gesättigtes Fett: 1g; Natrium: 27mg; Kohlenhydrate: 19g; Zucker: 12g; Ballaststoffe: 5g; Eiweiß: 4g

Nussiger Snack Mix

MILCHFREI GLUTENFREI SOJAFREI VEGETARISCH VEGANE OPTION (SIEHE KOPFNOTE)

Diese leckere Mischung ist ein wahrer Genuss für Nussliebhaber. Sie ist knusprig und süß und genau das Richtige für einen Nachmittagssnack. Nüsse sind eine herzgesunde Ergänzung zu Ihrer Ernährung, aber sie enthalten auch viele Kalorien, daher sollten Sie auf die Portionsgröße achten. Um diese Mischung vegan zu machen, verwenden Sie reinen Ahornsirup anstelle von Honig.

PORTIONEN: 10
ZUBEREITUNGSZEIT: 5 Minuten
KOCHZEIT: 15 Minuten

2 Tassen glutenfreies Vollkorngetreide
½ Tasse ungesalzene Cashew-Hälften
½ Tasse ungesalzene Erdnüsse
½ Tasse ungesüßte getrocknete Cranberries
½ Tasse goldene Rosinen
⅔ Tasse natürliche cremige Erdnussbutter
⅓ Tasse Honig
½ Teelöffel Salz

1. Den Ofen auf 375°F vorheizen. Ein Backblech mit einer Silikonbackmatte oder Pergamentpapier auslegen und beiseite stellen.
2. Müsli, Cashews, Erdnüsse, getrocknete Cranberries und Rosinen in einer großen Schüssel vermengen. Die Mischung beiseite stellen.
3. In einer mittelgroßen Glasschüssel (oder einer anderen mikrowellengeeigneten Schüssel) Erdnussbutter, Honig und Salz vermengen. 1 Minute lang auf höchster Stufe in der Mikrowelle erhitzen, oder bis die Erdnussbutter geschmolzen ist, dabei alle 20 bis 30 Sekunden umrühren. Umrühren, bis alles gut vermischt ist, dann die Erdnussbuttermischung über die Getreide-Nuss-Mischung gießen. Umrühren, bis alles gleichmäßig überzogen ist. Die Mischung auf das vorbereitete Backblech gießen und auf dem gesamten Blech verteilen.
4. 15 Minuten backen, dabei alle 5 Minuten umrühren, oder bis der Belag fest ist. Lassen Sie die Mischung abkühlen. In einem luftdichten Behälter bis zu 1 Woche aufbewahren.

VARIATIONSTIPP: Sie können die Nüsse verwenden, die Sie bevorzugen, und auch jede Art von natürlicher Nussbutter.

Pro Portion: Kalorien: 284; Gesamtfett: 16g; Gesättigtes Fett: 3g; Natrium: 150mg; Kohlenhydrate: 33g; Zucker: 21g; Ballaststoffe: 3g; Eiweiß: 8g

Pikante Geröstete Rosmarin-Nüsse

MILCHFREI GLUTENFREI SOJAFREI VEGAN

Nüsse sind eine gute Quelle für Ballaststoffe, gesunde Fette und pflanzliches Eiweiß. Dieses Rezept bietet eine süße und würzige Option für Ihren Nachmittagssnack oder für unterwegs. Wenn Sie keinen frischen Rosmarin haben, können Sie 1 Teelöffel gemahlenen Rosmarin oder 2 Teelöffel getrocknete Rosmarinnadeln verwenden.

PORTIONEN: 10
ZUBEREITUNGSZEIT: 5 Minuten
KOCHZEIT: 20 Minuten

2½ Tassen ungesalzene gemischte Nüsse
2 Esslöffel reiner Ahornsirup
1 Esslöffel kaltgepresstes Olivenöl
2 Esslöffel fein gehackter frischer Rosmarin
¾ Teelöffel Salz
¼ Teelöffel Cayennepfeffer

1. Den Ofen auf 350°F vorheizen. Ein Backblech mit einer Silikonbackmatte oder Pergamentpapier auslegen und beiseite stellen.
2. In einer großen Schüssel die Nüsse, den Ahornsirup und das Olivenöl vermischen. Rosmarin, Salz und Cayennepfeffer über die Nüsse streuen und umrühren, bis sie gleichmäßig bedeckt sind. Die Nüsse auf das vorbereitete Backblech geben und gleichmäßig verteilen.
3. 15 bis 20 Minuten backen, dabei zweimal umrühren, oder bis die Nüsse duften und goldgelb sind. In einem luftdichten Behälter bei Raumtemperatur bis zu 1 Woche aufbewahren.

Pro Portion: Kalorien: 226; Gesamtfett: 19g; Gesättigtes Fett: 3g; Natrium: 179mg; Kohlenhydrate: 11g; Zucker: 2g; Ballaststoffe: 3g; Eiweiß: 6g

Apfel Nachos

GLUTENFREI SOJAFREI VEGETARISCH

Mit diesen lustigen Apfel-Nachos wird das Naschen von Äpfeln zu einem echten Erlebnis. Die Kohlenhydrate in den Apfelscheiben werden durch gesunde Fette und Proteine aus Erdnussbutter und griechischem Joghurt ausgeglichen. Mit einer Prise halbsüßer Schokoladenstückchen kann man ihnen nur schwer widerstehen. Schnappen Sie sich ein oder zwei Freunde, um diesen süßen Snack nach dem morgendlichen Training oder als Muntermacher am Nachmittag mit ihnen zu teilen.

PORTIONEN: 3

ZUBEREITUNGSZEIT: 10 Minuten

2 mittelgroße Äpfel, beliebige Sorte, entkernt und in dünne Scheiben geschnitten
1 Esslöffel frisch gepresster Zitronensaft
⅓ Tasse cremige natürliche Erdnussbutter
¼ Tasse fettarmer griechischer Joghurt
1 Teelöffel Honig
1 Esslöffel Mini-Schokoladensplitter oder Kakaonibs

1. Die Apfelscheiben kreisförmig und überlappend auf einem großen Teller anordnen. Den Zitronensaft darüber träufeln.
2. In einer kleinen mikrowellengeeigneten Schüssel die Erdnussbutter 30 Sekunden lang in der Mikrowelle erhitzen, bis sie geschmolzen ist. Über die Apfelspalten träufeln. In einer anderen kleinen Schüssel Joghurt und Honig verrühren und die Mischung über die Apfelscheiben träufeln. Die Mini-Schokoladenchips über die Scheiben streuen. Sofort servieren.

TIPP ZUR LAGERUNG: Die Apfel-Nachos können zugedeckt 1 bis 2 Tage im Kühlschrank aufbewahrt werden, wobei es zu einer Bräunung kommen kann. Wenn Sie Reste aufbewahren möchten, können Sie Zitronensäure oder andere Frischeprodukte kaufen, um zu verhindern, dass die Äpfel braun werden.

Pro Portion: Kalorien: 252; Gesamtfett: 15g; Gesättigtes Fett: 3g; Natrium: 13mg; Kohlenhydrate: 26g; Zucker: 18g; Ballaststoffe: 4g; Eiweiß: 9g

Gebratener Spargel mit Zitrone

MILCHFREI GLUTENFREI NUSSFREI SOJAFREI VEGAN

Eine einfache Beilage, die es in sich hat. Der zart-knackige Spargel enthält einen kräftigen Zitronengeschmack. Der Spargel eignet sich hervorragend als Beilage zu einer Mahlzeit, oder Sie können ihn zerkleinern und in einen Auflauf, eine Suppe oder ein Nudelgericht geben.

PORTIONEN: 4
ZUBEREITUNGSZEIT: 5 Minuten
KOCHZEIT: 15 Minuten

1 Pfund Spargel, abgeschnittene Enden
2 Esslöffel kaltgepresstes Olivenöl
Saft und abgeriebene Schale von ½ Zitrone
¼ Teelöffel Salz
¼ Teelöffel frisch gemahlener schwarzer Pfeffer

1. Den Ofen auf 400°F vorheizen. Ein Backblech mit einer Silikonbackmatte oder Alufolie auslegen.
2. Den Spargel auf das vorbereitete Backblech legen und mit dem Olivenöl beträufeln, damit alle Stangen vollständig bedeckt sind.
3. Mit Zitronensaft, Zitronenschale, Salz und Pfeffer beträufeln. Den Spargel leicht schwenken, um den Belag zu verteilen, dann die Stangen gleichmäßig auf dem Backblech verteilen.
4. 12 bis 15 Minuten backen, oder bis sie zart und knusprig sind. Sofort servieren. Reste in einem luftdichten Behälter im Kühlschrank bis zu 4 Tage aufbewahren.

TIPP ZUM AUSWECHSELN: Sie können statt Olivenöl auch Avocado- oder Rapsöl verwenden.

VARIATIONSTIPP: In den letzten 5 Minuten der Backzeit einige Parmesanspäne hinzufügen. (Diese Variante ist nicht milchfrei oder vegan.) Versuchen Sie es mit Brokkoliröschen anstelle des Spargels und verlängern Sie die Backzeit auf 20 bis 25 Minuten.

Pro Portion: Kalorien: 84; Gesamtfett: 7g; Gesättigtes Fett: 1g; Natrium: 148mg; Kohlenhydrate: 5g; Zucker: 2g; Ballaststoffe: 2g; Eiweiß: 3g

Erdnussbutter-Energie-Bites

MILCHFREI GLUTENFREI SOJAFREI VEGAN

Ein lustiger Ernährungstrend, auf den ich gerne aufgesprungen bin, sind Proteinbällchen. Diese lustigen, perfekt portionierten Snacks lassen sich auf so viele verschiedene Arten zubereiten. In dieser Version verwende ich sowohl cremige Erdnussbutter als auch Erdnussbutterpulver, das man in der Nähe der normalen Erdnussbutter im Supermarkt finden kann. Jede Kugel ist voller Ballaststoffe, Proteine und gesunder Fette und gibt dir einen Energieschub bis zu deiner nächsten Mahlzeit.

MACHT: 20 Kugeln

ZUBEREITUNGSZEIT: 10 Minuten

1 Tasse natürliche Erdnussbutter
½ Tasse Erdnussbutterpulver
½ Tasse gemahlener Leinsamen
2 Esslöffel reiner Ahornsirup
½ Teelöffel Vanilleextrakt
½ Teelöffel gemahlener Zimt
⅛ Teelöffel Salz

1. In einer mittelgroßen Schüssel Erdnussbutter, Erdnussbutterpulver, Leinsamen, Ahornsirup, Vanille, Zimt und Salz mit einem Silikonspatel verrühren, bis alles gut vermischt ist.
2. Jeweils etwa 1 Esslöffel der Mischung nehmen und zu einer Kugel rollen. Den Vorgang wiederholen, bis die gesamte Mischung zu Kugeln gerollt ist. In einem luftdichten Behälter im Kühlschrank bis zu 1 Woche aufbewahren.

Pro Portion (2 Kugeln): Kalorien: 219; Gesamtfett: 17g; Gesättigtes Fett: 3g; Natrium: 50mg; Kohlenhydrate: 11g; Zucker: 5g; Ballaststoffe: 3g; Eiweiß: 11g

Gebratene Zucchinibänder mit Kirschtomaten

MILCHFREI GLUTENFREI NUSSFREI SOJAFREI VEGAN

Diese farbenfrohe Beilage ist eine schmackhafte Art, sich mit Gemüse zu versorgen. Die saftigen Tomaten passen perfekt zu den Zucchini, und der Zitronensaft und die Zitronenschale verleihen dem Ganzen einen Hauch von Süße und Schärfe. Wenn Sie keine Bänder formen können, können Sie die Zucchini auch einfach in dünne Scheiben schneiden.

PORTIONEN: 4
ZUBEREITUNGSZEIT: 10 Minuten
KOCHZEIT: 10 Minuten

1 mittelgroße Zucchini
1 Esslöffel kaltgepresstes Olivenöl
½ mittelgroße gelbe Zwiebel, gewürfelt
1 Tasse halbierte Kirschtomaten
2 Knoblauchzehen, gehackt
¼ Teelöffel Salz
⅛ Teelöffel frisch gemahlener schwarzer Pfeffer
1 Esslöffel frisch gepresster Zitronensaft
1 Teelöffel geriebene Zitronenschale

1. Mit einem Gemüseschäler oder einer Mandoline die Zucchini der Länge nach in dünne Bänder schälen.
2. In einer großen Pfanne das Olivenöl bei mittlerer Hitze erhitzen. Die Zucchini und die Zwiebel hinzufügen und 3 bis 5 Minuten braten, bis sie anfangen, weich zu werden. Tomaten, Knoblauch, Salz und Pfeffer hinzufügen und kochen, bis die Zucchini zart und knackig sind und die Tomaten zusammenfallen, etwa 5 Minuten.
3. Den Zitronensaft einrühren und noch 1 Minute kochen. Auf eine Servierplatte geben und mit der Zitronenschale garnieren; heiß servieren. Reste in einem luftdichten Behälter bis zu 5 Tage im Kühlschrank aufbewahren.

Pro Portion: Kalorien: 53; Gesamtfett: 4g; Gesättigtes Fett: 1g; Natrium: 152mg; Kohlenhydrate: 5g; Zucker: 3g; Ballaststoffe: 1g; Eiweiß: 1g

Kokosnuss-Mango-Joghurt-Parfait

GLUTENFREI SOJAFREI VEGETARISCH

Dieses tropische Parfait ist voller gesunder Nährstoffe. Mit süßer Mango und knackigen Nüssen ist es eine gute Quelle für Vitamin A, Vitamin C, Kalzium und Ballaststoffe. Ich verwende für dieses Parfait gerne eine Joghurtmischung, denn der Kokosmilchjoghurt sorgt für zusätzlichen Geschmack, während der griechische Joghurt zusätzliche Proteine liefert. Wenn Sie möchten, können Sie die Mango auch pürieren und unter den Joghurt mischen.

PORTIONEN: 2
ZUBEREITUNGSZEIT: 10 Minuten
KOCHZEIT: 7 Minuten

2 Esslöffel ungesüßte Kokosnussflocken
2 Esslöffel Haferflocken (schnell oder gewalzt)
2 Esslöffel gehackte Pekannüsse
1 Teelöffel reiner Ahornsirup
½ Tasse ungesüßter Vanille-Kokosnussmilch-Joghurt
½ Tasse fettarmer griechischer Joghurt
1 Tasse gewürfelte frische Mango
2 Teelöffel geriebene Zitronenschale

1. In einer großen Pfanne bei mittlerer Hitze die Kokosflocken, Haferflocken, Pekannüsse und den Ahornsirup vermengen. Unter ständigem Rühren 4 bis 7 Minuten kochen, bis es duftet und der Großteil der Kokosnuss goldbraun ist. Aus der Pfanne nehmen und vollständig abkühlen lassen.
2. Den Kokosmilchjoghurt und den griechischen Joghurt in einer kleinen Schüssel vermengen und gleichmäßig auf zwei Gläser oder Schüsseln verteilen. Die Mangowürfel gleichmäßig auf die Schüsseln verteilen, dann jeweils 1 Teelöffel Zitronenschale darüber geben.
3. Jedes Parfait mit der Hälfte der gerösteten Kokosnussmischung belegen und sofort servieren.

TIPP ZUR AUFBEWAHRUNG: Wenn Sie die Parfaits nicht sofort essen wollen, geben Sie die geröstete Kokosnussmischung nicht darüber, da sie sonst durchweicht wird. Lagern Sie Joghurt, Mango und Zitronenschale zusammen abgedeckt bis zu 3 Tage im Kühlschrank und fügen Sie die geröstete Kokosnussmischung erst kurz vor dem Servieren hinzu.

Pro Portion: Kalorien: 228; Gesamtfett: 8g; Gesättigtes Fett: 2g; Natrium: 70mg; Kohlenhydrate: 29g; Zucker: 20g; Ballaststoffe: 4g; Eiweiß: 12g

Medley aus Mais, Avocado und Tomate

MILCHFREI GLUTENFREI NUSSFREI SOJAFREI VEGAN

Diese einfache, schnelle und schmackhafte Beilage schmeckt jedem, oder Sie können sie als Vorspeise mit Chips servieren. Gemüsekonserven können Teil einer gesunden Ernährung sein; ich empfehle jedoch immer, eine Version ohne Salzzusatz oder mit reduziertem Natriumgehalt zu wählen. Wenn es keine natriumreduzierte Variante gibt, können Sie das Dosengemüse abtropfen lassen und abspülen, wodurch der Natriumgehalt um bis zu 40 Prozent gesenkt wird.

Ergibt: 6½ Tassen
ZUBEREITUNGSZEIT: 15 Minuten

1 (15-Unzen) Dose Mais, abgetropft und abgespült
1 (14½-Unzen) Dose gewürfelte Tomaten ohne Salzzusatz, abgetropft
1 (10 Unzen) Dose Tomatenwürfel mit Limettensaft und Koriander, abgetropft
1 große Avocado, geschält, entkernt und gewürfelt
½ mittelgroße rote Zwiebel, gewürfelt
¼ Tasse verpackter, gehackter frischer Koriander
1 Esslöffel kaltgepresstes Olivenöl
1 Teelöffel geriebene Limettenschale
1 Teelöffel frisch gepresster Limettensaft
½ Teelöffel Salz
¼ Teelöffel frisch gemahlener schwarzer Pfeffer

1. Mais, Tomaten, Avocado, rote Zwiebel, Koriander, Olivenöl, Limettenschale, Limettensaft, Salz und Pfeffer in einer großen Schüssel gut vermengen.
2. Sofort servieren oder zugedeckt mindestens 30 Minuten in den Kühlschrank stellen, damit sich die Aromen verbinden und entwickeln können. Reste können zugedeckt bis zu 5 Tage im Kühlschrank aufbewahrt werden.

Pro Portion (½ Tasse): Kalorien: 60; Gesamtfett: 4g; Gesättigtes Fett: 0g; Natrium: 138mg; Kohlenhydrate: 7g; Zucker: 2g; Ballaststoffe: 3g; Eiweiß: 1g

Gebratener Brokkoli und Blumenkohl mit Putenspeck

MILCHFREI GLUTENFREI NUSSFREI SOJAFREI

Das Rösten von Gemüse bringt seine natürliche Süße zur Geltung und verstärkt den Gesamtgeschmack. Dieses Kreuzblütlergemüse ist da keine Ausnahme. Mit einer einfachen Würzung und der Zugabe von Putenspeck wird diese einfache, köstliche Beilage sicher immer wieder auf Ihrem Speiseplan stehen. Wenn Sie auf einem Backblech nicht genug Platz haben, um das Gemüse auszubreiten, teilen Sie es in zwei Hälften und machen Sie zwei Chargen.

PORTIONEN: 4
ZUBEREITUNGSZEIT: 15 Minuten
KOCHZEIT: 25 Minuten

2 Tassen gehackte Brokkoliröschen
2 Tassen gehackte Blumenkohlröschen
2 Esslöffel kaltgepresstes Olivenöl
⅛ Teelöffel Salz
⅛ Teelöffel frisch gemahlener schwarzer Pfeffer
6 magere Truthahnspeckscheiben
2 Frühlingszwiebeln, grüne und weiße Teile, in Scheiben geschnitten

1. Den Ofen auf 400°F vorheizen. Ein Backblech mit einer Silikonbackmatte oder Pergamentpapier auslegen und beiseite stellen.
2. Brokkoli, Blumenkohl, Olivenöl, Salz und Pfeffer in einer großen Schüssel vermengen. Die Gemüsemischung auf dem vorbereiteten Backblech verteilen und 10 Minuten lang backen.
3. Das Gemüse aus dem Ofen nehmen und umrühren. Die Puten-Speckscheiben auf das Gemüse legen, dann zurück in den Ofen schieben und weitere 15 Minuten backen, oder bis das Gemüse und der Speck den gewünschten Knusprigkeitsgrad erreicht haben.
4. Die Mischung etwas abkühlen lassen, dann den Brokkoli und Blumenkohl in eine Servierschüssel geben. Den Speck hacken und unter das Gemüse mischen. Mit den gehackten Frühlingszwiebeln garnieren und warm servieren.
5. Reste in einem luftdichten Behälter bis zu 7 Tage im Kühlschrank aufbewahren.

Pro Portion: Kalorien: 124; Gesamtfett: 10g; Gesättigtes Fett: 2g; Natrium: 267mg; Kohlenhydrate: 7g; Zucker: 2g; Ballaststoffe: 2g; Eiweiß: 5g

KAPITEL 7

Suppen, Salate und Sandwiches

Gemütliche Bohnen- und Grünkohlsuppe

MILCHFREI GLUTENFREI NUSSFREI SOJAFREI VEGAN

Es gibt nichts Besseres als eine heiße Suppe, wenn man etwas Trost braucht. Diese pflanzliche, nährstoffreiche Suppe wärmt sowohl den Körper als auch die Seele. Sie können den Baby-Grünkohl durch normalen, reifen Grünkohl ersetzen und müssen die Stiele nicht entfernen.

PORTIONEN: 6
ZUBEREITUNGSZEIT: 10 Minuten
KOCHZEIT: 30 Minuten

1 Esslöffel kaltgepresstes Olivenöl
1 mittelgroße gelbe Zwiebel, gewürfelt
2 Knoblauchzehen, gehackt
3 (15-Unzen) Dosen natriumreduzierte Cannellini-Bohnen, abgetropft und abgespült
4 Tassen natriumreduzierte Gemüsebrühe
2 Tassen Wasser
4 Tassen entstielter und gehackter Grünkohl
2 Esslöffel frisch gepresster Zitronensaft
½ Teelöffel Paprika
½ Teelöffel frisch gemahlener schwarzer Pfeffer
¼ Teelöffel Salz

1. In einem großen Topf das Olivenöl bei mittlerer bis hoher Hitze erhitzen. Die Zwiebel hinzufügen und 4 bis 5 Minuten braten, bis sie glasig wird. Den Knoblauch hinzufügen und 30 bis 60 Sekunden lang anbraten, bis er duftet.
2. Bohnen, Gemüsebrühe, Wasser, Grünkohl, Zitronensaft, Paprika, Pfeffer und Salz einrühren. Zum Kochen bringen, die Hitze reduzieren und 20 Minuten köcheln lassen, bis der Grünkohl zart und leicht verwelkt ist. Die Suppe heiß servieren.

LAGERUNGSTIPP: Zum Einfrieren die Suppe abkühlen lassen und dann in Gefrierbehälter füllen. Im Gefrierfach ist sie bis zu 3 Monate haltbar. Vor dem Verzehr die Suppe über Nacht im Kühlschrank auftauen lassen und dann in einem Suppentopf auf dem Herd wieder erwärmen. Alternativ können Sie die Suppe auch in einem elektrischen Schnellkochtopf auf höchster Stufe 20 Minuten lang aufwärmen. Fügen Sie ¼ Tasse Wasser in den Schnellkochtopf, um den Druck zu erhöhen.

Pro Portion: Kalorien: 204; Gesamtfett: 3g; Gesättigtes Fett: 0g; Natrium: 103mg; Kohlenhydrate: 34g; Zucker: 2g; Ballaststoffe: 9g; Eiweiß: 12g

Leichtere Clam Chowder

GLUTENFREIE OPTION (SIEHE KOPFNOTE) NUSSFREI SOJAFREI

Für diese gesündere Muschelsuppe wird 2%ige Milch anstelle von Sahne verwendet. Das ergibt eine cremige Konsistenz und reduziert gleichzeitig den Fett- und Kaloriengehalt. Ich verwende gerne viel Gemüse, um Vitamine, Mineralien und Ballaststoffe hinzuzufügen. Um dieses Gericht glutenfrei zu machen, ersetzen Sie das Mehl durch 2 Esslöffel Maisstärke.

PORTIONEN: 6
ZUBEREITUNGSZEIT: 10 Minuten
KOCHZEIT: 20 Minuten

2 Esslöffel kaltgepresstes Olivenöl
1 mittelgroße weiße Zwiebel, gewürfelt
2 Stangen Staudensellerie, gewürfelt
¼ Tasse Allzweckmehl
3 Knoblauchzehen, gehackt
3 Tassen 2% fettreduzierte Milch
1 Tasse natriumreduzierte Gemüsebrühe
4 mittelgroße rote Kartoffeln, in ½-Zoll-Würfel geschnitten
1 Lorbeerblatt
½ Teelöffel getrockneter Thymian
¼ Teelöffel frisch gemahlener schwarzer Pfeffer
2 (6½-Unzen) Dosen natriumreduzierte Venusmuscheln mit Saft
2 Frühlingszwiebeln, grüne und weiße Teile, in dünne Scheiben geschnitten (zum Garnieren)
Austerncracker, zum Servieren (optional)

1. In einem großen Suppentopf das Olivenöl bei mittlerer Hitze erhitzen. Zwiebel und Sellerie hinzufügen und unter häufigem Rühren kochen, bis die Zwiebel glasig ist (4 bis 5 Minuten). Das Mehl und den Knoblauch hinzufügen und 1 Minute lang kochen, dabei ständig rühren und alle gebräunten Stücke vom Topfboden abkratzen.
2. Die Milch, die Gemüsebrühe, die Kartoffeln, das Lorbeerblatt, den Thymian und den Pfeffer hinzufügen. Zum Köcheln bringen und kochen, bis die Kartoffeln weich sind, etwa 10 Minuten, gelegentlich umrühren. Das Lorbeerblatt wegwerfen.
3. Die Venusmuscheln und den Saft einrühren und etwa 3 Minuten kochen, bis sie durch sind. Mit den Frühlingszwiebeln garnieren. Heiß mit Austerncrackern (falls verwendet) servieren.

ZUTATEN-TIPP: Dosenmuscheln können sehr natriumhaltig sein. Versuchen Sie es mit natriumärmeren Muscheln, z. B. der Marke Bar Harbor.

ZUBEREITUNGSTIPP: Wenn Sie eine glattere Konsistenz wünschen, pürieren Sie die Kartoffeln in der Suppe mit einem Stabmixer, bevor Sie die Muscheln hinzufügen.

Pro Portion: Kalorien: 270; Gesamtfett: 8g; Gesättigtes Fett: 2g; Natrium: 373mg; Kohlenhydrate: 36g; Zucker: 9g; Ballaststoffe: 3g; Eiweiß: 15g

Slow Cooker Quinoa-Rindfleisch-Eintopf

MILCHFREI GLUTENFREI NUSSFREI SOJAFREI

Quinoa ist eigentlich ein Samen, gilt aber auch als Vollkorn und ist glutenfrei. Es ist ein wahres Kraftpaket an Nährstoffen wie Ballaststoffen, Magnesium, Folsäure, Phosphor, Zink und Mangan. Außerdem ist es ein vollständiges Protein, das alle neun essenziellen Aminosäuren enthält. Kein langsamer Kocher? Kein Problem. Siehe den Tipp.

PORTIONEN: 6
ZUBEREITUNGSZEIT: 10 Minuten
KOCHZEIT: 4 bis 8 Stunden

1 Esslöffel kaltgepresstes Olivenöl
1 Pfund mageres Stewing Beef, in 1-Zoll-Würfel geschnitten
1 mittelgroße gelbe Zwiebel, gewürfelt
1 große Karotte, gewürfelt
2 Stangen Staudensellerie, gewürfelt
3 Knoblauchzehen, gehackt
4 Tassen natriumreduzierte Rinderbrühe
1 (14½-Unzen) Dose gewürfelte Tomaten ohne Salzzusatz
2 mittelgroße rote Kartoffeln, in ½-Zoll-Würfel geschnitten
½ Tasse gefrorene Erbsen
½ Tasse Quinoa
3 Lorbeerblätter
½ Teelöffel frisch gemahlener schwarzer Pfeffer
¼ Teelöffel Salz

1. In einer großen Pfanne das Olivenöl bei mittlerer Hitze erhitzen. Das Rindfleisch hinzufügen und 3 bis 4 Minuten lang anbraten. Zwiebel, Karotte, Sellerie und Knoblauch hinzufügen und unter gelegentlichem Rühren 5 Minuten braten. Die Zutaten in einen Slow Cooker geben.
2. Rinderbrühe, gewürfelte Tomaten mit ihrem Saft, Kartoffeln, Erbsen, Quinoa, Lorbeerblätter, Pfeffer und Salz einrühren. Zugedeckt 3 bis 4 Stunden auf hoher oder 6 bis 8 Stunden auf niedriger Stufe kochen. Die Lorbeerblätter vor dem Servieren entsorgen.
3. Reste in einem luftdichten Behälter bis zu 5 Tage im Kühlschrank aufbewahren.

VARIATIONS-TIPP: Wenn Sie keinen Slow Cooker haben, können Sie das Gericht auch auf dem Herd zubereiten. Kochen Sie das Fleisch und das Gemüse in einem großen Bratentopf statt in der Pfanne. Überspringen Sie das Umfüllen in den langsamen Kocher und geben Sie die restlichen Zutaten in den Topf. Auf niedriger Stufe zugedeckt 45 Minuten bis 1 Stunde kochen, dabei gelegentlich umrühren, oder bis das Fleisch zart und gar ist.

Pro Portion: Kalorien: 247; Gesamtfett: 7g; Gesättigtes Fett: 2g; Natrium: 193mg; Kohlenhydrate: 27g; Zucker: 4g; Ballaststoffe: 5g; Eiweiß: 21g

Huhn-Gemüse-Nudelsuppe

MILCHFREI NUSSFREI SOJAFREI

Hühner-Nudelsuppe ist ein klassisches Trostessen, das oft an regnerischen Tagen oder bei Krankheit serviert wird. Ich habe mehr Gemüse als die üblichen Karotten und Sellerie hinzugefügt, um die Suppe zu einem noch besseren Gericht zu machen, das Sie durch den Tag bringt. Die Verwendung von tiefgefrorenem Gemüse macht die Sache einfach, liefert aber trotzdem viele Nährstoffe.

PORTIONEN: 6
ZUBEREITUNGSZEIT: 5 Minuten
KOCHZEIT: 30 Minuten

1 Esslöffel kaltgepresstes Olivenöl
1 kleine gelbe Zwiebel, gewürfelt
1 Staudensellerie, gehackt
4 (14½-Unzen) Dosen natriumreduzierte Hühnerbrühe
1 Pfund Hühnerbrust ohne Knochen und ohne Haut, in ½-Zoll-Stücke geschnitten
2 Tassen Eiernudeln
2 Tassen gefrorenes gemischtes Gemüse (wie Karotten, grüne Bohnen, Mais und Erbsen)
1 Lorbeerblatt
1 Teelöffel italienisches Gewürz
¼ Teelöffel frisch gemahlener schwarzer Pfeffer

1. In einem großen Suppentopf das Olivenöl bei mittlerer bis hoher Hitze erhitzen. Die Zwiebel und den Sellerie hinzufügen und etwa 5 Minuten kochen, bis sie weich sind. Mit der Brühe ablöschen, dann das Hühnerfleisch, die Nudeln, das gemischte Gemüse und das Lorbeerblatt unterrühren. Mit den italienischen Gewürzen und schwarzem Pfeffer bestreuen.
2. Die Suppe zum Kochen bringen, die Hitze auf niedrige Stufe reduzieren und 20 Minuten köcheln lassen, dabei gelegentlich umrühren. Das Lorbeerblatt entfernen und entsorgen. Die Suppe heiß servieren.
3. Reste in einem luftdichten Behälter bis zu 7 Tage im Kühlschrank aufbewahren.

TIPP ZUR LAGERUNG: Wenn Sie diese Suppe einfrieren möchten, fügen Sie die Nudeln nicht während des Kochvorgangs hinzu, da sie sich in der Regel im gefrorenen Zustand nicht gut halten. Nach dem Herausnehmen aus dem Gefrierschrank die Suppe in einem großen Topf wieder erhitzen und die Nudeln separat kochen, das Wasser abgießen und in die Suppe geben.

Pro Portion: Kalorien: 211; Gesamtfett: 5g; Gesättigtes Fett: 1g; Natrium: 632mg; Kohlenhydrate: 19g; Zucker: 4g; Ballaststoffe: 3g; Eiweiß: 22g

Himbeer-Spinat-Salat mit Himbeervinaigrette

GLUTENFREI SOJAFREI VEGETARISCH

Dieser frische und leuchtende Salat steckt voller Nährstoffe, darunter Eisen, Vitamin K, Folsäure, Ballaststoffe und Antioxidantien wie Vitamin C. Tauschen Sie die Himbeeren gegen Erdbeeren aus oder fügen Sie einfach weitere Beeren hinzu, um diesen Salat noch bunter zu machen.

PORTIONEN: 4

ZUBEREITUNGSZEIT: 10 Minuten

6 Unzen Babyspinat
6 Unzen frische Himbeeren
½ Tasse zerkleinerter Mozzarella-Käse
½ Tasse ungesüßte Kokosnussraspeln
½ Tasse gehobelte Mandeln
½ Tasse Himbeer-Vinaigrette, oder im Laden gekauft

1. In einer großen Schüssel den Spinat, die Himbeeren, den Käse und die Kokosnuss vermischen. Vor dem Servieren die Mandeln hinzufügen und mit der Vinaigrette beträufeln.
2. Wenn Sie den Salat nicht sofort servieren, bewahren Sie ihn und die Vinaigrette in separaten, luftdicht verschlossenen Behältern bis zu 3 Tage im Kühlschrank auf.

ZUBEREITUNGSTIPP: Falls gewünscht, können Sie die Kokosnuss rösten, bevor Sie sie zum Salat geben. Eine große Pfanne auf mittlerer bis niedriger Stufe erhitzen. Die Kokosflocken hinzugeben und unter ständigem Rühren 4 bis 7 Minuten rösten, bis sie duften und goldbraun sind. Aus der Pfanne nehmen und vollständig abkühlen lassen, bevor sie zum Salat gegeben werden.

Pro Portion: Kalorien: 371; Gesamtfett: 33g; Gesättigtes Fett: 8g; Natrium: 140mg; Kohlenhydrate: 13g; Zucker: 5g; Ballaststoffe: 3g; Eiweiß: 7g

Zitronen-Pfeffer-Thunfisch-Salat

GLUTENFREI NUSSFREI SOJAFREI

Dieser Thunfischsalat hat einen kräftigen Zitronengeschmack und würzigen griechischen Joghurt. Die Verwendung von griechischem Joghurt anstelle von Mayonnaise reduziert den Fett- und Kaloriengehalt und erhöht den Proteingehalt. Ich empfehle hellen Thunfisch in Stücken, aber auch Weißer Thun kann verwendet werden. Servieren Sie das Gericht wie vorgeschlagen über einem Salat oder, wenn die Mahlzeit nicht glutenfrei sein muss, als Sandwich mit zwei Scheiben Vollkornbrot.

PORTIONEN: 4

ZUBEREITUNGSZEIT: 5 Minuten

2 (5-Unzen-) Dosen Thunfisch, in Wasser verpackt, abgetropft
¼ Tasse fettarmer griechischer Joghurt
1 mittelgroße Schalotte, fein gewürfelt
2 Esslöffel frisch gepresster Zitronensaft
2 Teelöffel geriebene Zitronenschale
½ Teelöffel frisch gemahlener schwarzer Pfeffer
4 Tassen Rucola

1. In einer mittelgroßen Schüssel Thunfisch, Joghurt, Schalotte, Zitronensaft, Zitronenschale und Pfeffer vermischen.
2. Den Salat auf dem Rucola anrichten.
3. Reste in einem luftdichten Behälter bis zu 5 Tage im Kühlschrank aufbewahren.

Pro Portion: Kalorien: 72; Gesamtfett: 1g; Gesättigtes Fett: 0g; Natrium: 168mg; Kohlenhydrate: 2g; Zucker: 1g; Ballaststoffe: 0g; Eiweiß: 14g

Rote Linsensuppe

MILCHFREI GLUTENFREI NUSSFREI SOJAFREI VEGAN

Linsen sind reich an Proteinen und daher ein wichtiges Grundnahrungsmittel in vielen pflanzlichen Ernährungsformen. Diese Suppe hebt die bescheidene Linse hervor und fügt ergänzendes Gemüse und Gewürze hinzu, um das Aroma und den Geschmack des Gerichts zu verbessern.

PORTIONEN: 6
ZUBEREITUNGSZEIT: 5 Minuten
KOCHZEIT: 30 Minuten

2 Esslöffel kaltgepresstes Olivenöl
1 mittelgroße gelbe Zwiebel, gewürfelt
1 Stange Staudensellerie, gewürfelt
3 Knoblauchzehen, gehackt
1½ Esslöffel Tomatenmark
5 Tassen natriumreduzierte Gemüsebrühe
2 Tassen Wasser
1½ Tassen rote Linsen, abgespült
1 große Karotte, gewürfelt
1 Lorbeerblatt
1 Teelöffel gemahlener Kreuzkümmel
1 Teelöffel italienisches Gewürz
¼ Teelöffel Salz
¼ Teelöffel frisch gemahlener schwarzer Pfeffer
3 Esslöffel frisch gepresster Zitronensaft
2 Teelöffel geriebene Zitronenschale

1. In einem großen Suppentopf das Olivenöl bei mittlerer bis hoher Hitze erhitzen. Die Zwiebel und den Sellerie hinzufügen und etwa 5 Minuten lang kochen, bis sie gerade weich sind. Den Knoblauch und das Tomatenmark hinzufügen und 1 Minute lang anbraten.
2. Gemüsebrühe, Wasser, Linsen, Karotten, Lorbeerblatt, Kreuzkümmel, italienische Gewürze, Salz und schwarzen Pfeffer hinzufügen. Zum Kochen bringen, die Hitze auf niedrige Stufe reduzieren und 20 Minuten köcheln lassen, bis die Linsen weich sind.
3. Vom Herd nehmen, das Lorbeerblatt wegwerfen und den Zitronensaft und die Zitronenschale einrühren. Die Suppe heiß servieren. Die Reste in einem luftdichten Behälter bis zu 5 Tage im Kühlschrank aufbewahren.

LAGERUNGSTIPP: Zum Einfrieren die Suppe abkühlen lassen und dann in Gefrierbehälter füllen. Im Gefrierschrank bis zu 3 Monate aufbewahren. Vor dem Verzehr über Nacht im Kühlschrank auftauen lassen und in einem Suppentopf auf dem Herd aufwärmen. Alternativ können Sie es auch in einem elektrischen Schnellkochtopf auf höchster Stufe für 20 Minuten aufwärmen. Geben Sie ¼ Tasse Wasser in den Schnellkochtopf, damit der Druck steigt.

Pro Portion: Kalorien: 233; Gesamtfett: 6g; Gesättigtes Fett: 1g; Natrium: 115mg; Kohlenhydrate: 35g; Zucker: 2g; Ballaststoffe: 6g; Eiweiß: 12g

Grüner Apfel-Walnuss-Salat mit Apfelwein-Vinaigrette

GLUTENFREI SOJAFREI VEGETARISCH

Dieser Salat ist würzig und süß und eignet sich hervorragend als Beilagensalat zum Mittag- oder Abendessen. Die gerösteten Walnüsse und der Feta-Käse liefern Proteine, die den Hunger stillen, während das Grünzeug, der Apfel und die getrockneten Cranberries das Geschmacksprofil ausgleichen und noch mehr Nährstoffe liefern.

PORTIONEN: 6
ZUBEREITUNGSZEIT: 15 Minuten
KOCHZEIT: 10 Minuten

½ Tasse rohe Walnüsse, gehackt
6 Tassen gemischtes, gehacktes Blattgemüse
1 großer Apfel, beliebige Sorte, entkernt und in Stücke geschnitten
½ Tasse Feta-Käse-Streusel
⅓ Tasse ungesüßte getrocknete Cranberries
¾ Tasse Apfelwein-Vinaigrette, oder im Laden gekauft

1. Den Ofen auf 450°F vorheizen. Ein Backblech mit einer Silikonbackmatte oder Pergamentpapier auslegen.
2. Die Walnüsse auf dem vorbereiteten Backblech verteilen und 8 bis 10 Minuten backen, bis sie duften und leicht geröstet sind. Lassen Sie die Nüsse abkühlen.
3. In einer großen Schüssel das Blattgemüse, den Apfel, den Feta-Käse und die getrockneten Preiselbeeren mischen. Nach dem Abkühlen die Walnüsse unterheben. Vor dem Servieren mit der Vinaigrette beträufeln.
4. Wenn Sie den Salat nicht sofort servieren, bewahren Sie ihn und die Vinaigrette in separaten, luftdichten Behältern im Kühlschrank bis zu 5 Tage auf.

Pro Portion: Kalorien: 253; Gesamtfett: 23g; Gesättigtes Fett: 4g; Natrium: 203mg; Kohlenhydrate: 17g; Zucker: 11g; Ballaststoffe: 3g; Eiweiß: 4g

Eiersalat Nach mediterraner Art

MILCHFREI GLUTENFREI NUSSFREI SOJAFREI VEGETARISCH

Dieser Salat ist knackig, würzig und reichlich eiweißhaltig, um den Nachmittag oder Abend zu überbrücken. Die würzigen, mediterran inspirierten Zutaten in diesem Rezept machen ihn zu einem schmackhaften, schnellen und einfachen Mittagessen. Servieren Sie ihn mit glutenfreien Crackern oder, wenn die Mahlzeit nicht glutenfrei sein muss, in einem Sandwich mit zwei Scheiben Vollkornbrot.

PORTIONEN: 4

ZUBEREITUNGSZEIT: 25 Minuten

4 große hartgekochte Eier, geschält und zerkleinert
2 mittelgroße Roma-Tomaten, gewürfelt
1 mittelgroße Avocado, geschält, entkernt und gewürfelt
⅓ Tasse geschnittene schwarze Oliven
2 Esslöffel fein gehackte rote Zwiebel
2 Esslöffel kaltgepresstes Olivenöl
1 Esslöffel frisch gepresster Zitronensaft
¼ Teelöffel Salz
¼ Teelöffel frisch gemahlener schwarzer Pfeffer
¼ Tasse gehackte frische Petersilie, zum Garnieren (optional)

1. In einer großen Schüssel Eier, Tomaten, Avocado, Oliven, Zwiebel, Olivenöl, Zitronensaft, Salz und Pfeffer vermengen. Gut mischen. Mit der Petersilie garnieren (falls verwendet). Sofort servieren oder vorher kühl stellen (siehe Tipp).
2. Reste in einem luftdichten Behälter bis zu 5 Tage im Kühlschrank aufbewahren.

ZUBEREITUNGSTIPP: Dieser Salat wird am besten gekühlt serviert. Wenn Sie Zeit haben, decken Sie ihn ab und stellen Sie ihn vor dem Servieren mindestens 2 Stunden in den Kühlschrank.

Pro Portion: Kalorien: 246; Gesamtfett: 21g; Gesättigtes Fett: 4g; Natrium: 298mg; Kohlenhydrate: 9g; Zucker: 3g; Ballaststoffe: 5g; Eiweiß: 8g

Caprese Nudelsalat

NUSSFREI SOJAFREI VEGETARISCH

Caprese-Salat wird normalerweise mit frischem Mozzarella, Tomaten und Basilikum zubereitet. Hier füge ich der Mischung etwas Pasta und Balsamico-Essig hinzu, um eine sättigende und schmackhafte Kombination zu erhalten. Dieses Rezept ist eine köstliche Salatbeilage zum Mittag- oder Abendessen.

SERVIEREN: 4 bis 6
ZUBEREITUNGSZEIT: 10 Minuten
KOCHZEIT: 10 Minuten

6 Unzen Vollkornnudeln, jede Sorte
8 Unzen Mozzarella-Perlen, abgetropft und halbiert
2 Esslöffel Traubentomaten, halbiert
3 Esslöffel gehacktes frisches Basilikum
¼ Tasse kaltgepresstes Olivenöl
2 Teelöffel Balsamico-Essig (weiß oder normal)
¼ Teelöffel frisch gemahlener schwarzer Pfeffer
⅛ Teelöffel Salz

1. Einen mittelgroßen Topf mit Salzwasser bei starker Hitze zum Kochen bringen. Die Nudeln nach Packungsanweisung kochen. Abgießen und beiseite stellen, um sie etwas abzukühlen.
2. In einer großen Schüssel die Mozzarella-Perlen, die Tomaten und das Basilikum vermengen und gut umrühren.
3. In einer kleinen Schüssel das Olivenöl, den Balsamico-Essig, den Pfeffer und das Salz miteinander verquirlen. Das Dressing über die Mozzarella-Mischung gießen. Vor dem Servieren die abgekühlten Nudeln in die Schüssel geben und umrühren, um sie zu kombinieren.
4. Reste in einem luftdichten Behälter bis zu 7 Tage im Kühlschrank aufbewahren.

ZUBEREITUNGSTIPP: Damit der Nudelsalat optimal schmeckt, sollte er vor dem Servieren mindestens 30 Minuten ruhen.

TIPP FÜR VARIATIONEN: Für eine besondere Note können Sie gerösteten Rosenkohl hinzufügen.

Pro Portion: Kalorien: 467; Gesamtfett: 27g; Gesättigtes Fett: 9g; Natrium: 445mg; Kohlenhydrate: 39g; Zucker: 5g; Ballaststoffe: 5g; Eiweiß: 20g

Putenfleisch, Avocado und Hummus-Roll-Ups

MILCHFREI GLUTENFREIE OPTION (SIEHE TIPP) NUSSFREI SOJAFREI

Mittagessen muss nicht kompliziert sein, und dieses Rezept beweist es. Einfache Zutaten ergeben zusammen eine köstliche und sättigende Mahlzeit. Die Vollkorntortilla liefert Ballaststoffe und B-Vitamine, während die Avocado und der Hummus gesunde Fette enthalten, die für ein längeres Sättigungsgefühl sorgen. Wenn Sie möchten, können Sie den Babyspinat durch jede andere Art von Blattgrün ersetzen, die Sie gerade zur Hand haben.

PORTIONEN: 4

ZUBEREITUNGSZEIT: 10 Minuten

1 kleine Avocado, geschält, entkernt und püriert
¼ Tasse klassischer Hummus, oder gekaufter
½ Teelöffel frisch gepresster Zitronensaft
4 Tortillas aus 100% Vollkorn
8 Unzen in Scheiben geschnittene Putenbrust aus der Feinkostabteilung
1 mittelgroße Tomate, in dünne Scheiben geschnitten
2 Tassen (etwa 1 Unze) verpackter frischer Babyspinat

1. In einer kleinen Schüssel die Avocado, den Hummus und den Zitronensaft vermengen.
2. Eine Tortilla auf einen Teller legen und ein Viertel der Avocadomischung gleichmäßig darauf verteilen. Mit 2 Unzen Putenfleisch (etwa 2 Scheiben), 2 oder 3 Tomatenscheiben und ½ Tasse Spinat belegen.
3. An einem Ende beginnen und die Tortilla fest aufrollen, dabei mit den Händen verhindern, dass die Zutaten am anderen Ende herausrutschen. Bei Bedarf einen Zahnstocher verwenden, um sie zusammenzuhalten. Den Vorgang mit den restlichen 3 Tortillas wiederholen.
4. Die Reste fest verpackt bis zu einem Tag im Kühlschrank aufbewahren.

VARIATIONS-TIPP: Wenn Sie keine Tortillas zur Hand haben, können Sie auch 100%iges Vollkornbrot für ein Sandwich verwenden. Sie können es auch glutenfrei zubereiten, indem Sie die Tortilla durch ein großes Blatt Römersalat oder Eisbergsalat ersetzen.

Pro Portion: Kalorien: 303; Gesamtfett: 14g; Gesättigtes Fett: 3g; Natrium: 790mg; Kohlenhydrate: 30g; Zucker: 4g; Ballaststoffe: 9g; Eiweiß: 16g

Hähnchen-Pesto Panini

SOJAFREI

Ein Panini ist ein italienisches Sandwich, das mit Brot zubereitet wird, das erhitzt oder gegrillt wird. Wenn Sie keine Panini-Presse zu Hause haben, können Sie Ihr Sandwich auch auf einer Grillpfanne oder einer Bratpfanne zubereiten. Das würzige Pesto und die sonnengetrockneten Tomaten passen gut zu dem Hähnchen in diesem Rezept. Hähnchen vom Grill ist eine gute Option für dieses Rezept. Sie können aber auch zu Beginn der Woche Hähnchenbrust zubereiten, die Sie dann die ganze Woche über in verschiedenen Rezepten (wie diesem) verwenden können.

PORTIONEN: 4
ZUBEREITUNGSZEIT: 5 Minuten
KOCHZEIT: 24 Minuten

2 Tassen gehackte gekochte Hühnerbrust
½ Tasse Basilikum-Pesto-Sauce, oder im Laden gekauft
4 sonnengetrocknete Tomaten, gewürfelt
¼ Tasse gewürfelte rote Zwiebel
1 Laib Vollkorn-Focaccia-Brot, geviertelt
Antihaft-Kochspray

1. Eine Grillpfanne oder Bratpfanne in einem Raum bei mittlerer Hitze vorheizen.
2. In einer großen Schüssel das Hähnchen, das Pesto, die Tomaten und die Zwiebel vermischen. Schneiden Sie jedes Viertel des Focaccia-Brotes in die Hälfte, sodass Sie insgesamt 8 Scheiben haben. Eine ½ Tasse der Hähnchenmischung auf 4 der Scheiben geben, dann die anderen 4 Focaccia-Scheiben darauf legen.
3. Besprühen Sie die Grillpfanne oder Bratpfanne mit Antihaft-Kochspray. Ein Sandwich in die Pfanne legen und eine schwere Pfanne darauf stellen. 3 Minuten pro Seite grillen, bis sie goldbraun sind. Wiederholen Sie den Vorgang für die restlichen 3 Sandwiches.
4. Reste fest verpackt oder in einem luftdichten Behälter bis zu 3 Tage im Kühlschrank aufbewahren.

Pro Portion: Kalorien: 442; Gesamtfett: 23g; Gesättigtes Fett: 5g; Natrium: 584mg; Kohlenhydrate: 28g; Zucker: 3g; Ballaststoffe: 3g; Eiweiß: 31g

Shrimp Cobb Salad

MILCHFREI GLUTENFREI NUSSFREI SOJAFREI

In diesem herzhaften und farbenfrohen Salat kommen die Aromen der Garnelen besonders gut zur Geltung. Er ist ein sättigendes Mittagessen oder ein einfaches Abendessen unter der Woche. Garnelen sind eine gute Quelle für Eiweiß, Selen, Eisen, Vitamin B12, Phosphor, Jod und Niacin. Außerdem ist sie reich an Omega-3- und Omega-6-Fettsäuren sowie dem Antioxidans Astaxanthin.

PORTIONEN: 4
ZUBEREITUNGSZEIT: 15 Minuten
KOCHZEIT: 5 Minuten

2 Esslöffel frisch gepresster Zitronensaft
2 Esslöffel kaltgepresstes Olivenöl, aufgeteilt
½ Teelöffel Dijon-Senf
½ Teelöffel Paprika
¼ Teelöffel Salz
¼ Teelöffel frisch gemahlener schwarzer Pfeffer
1 Pfund große Garnelen, geschält und entdarmt
6 Tassen gehackter Römersalat
2 große hartgekochte Eier, geschält und gewürfelt
1 Tasse gefrorene kleine Maiskörner, aufgetaut
1 mittelgroße Avocado, geschält, entkernt und gewürfelt
1 kleine englische Salatgurke, halbiert und in Scheiben geschnitten

1. In einer kleinen Schüssel den Zitronensaft, 1½ Esslöffel Olivenöl, Senf, Paprika, Salz und Pfeffer verquirlen. Beiseite stellen.
2. In einer großen Pfanne den restlichen ½ Esslöffel Olivenöl bei mittlerer Hitze erhitzen. Die Garnelen hinzufügen und 2 Minuten auf jeder Seite braten, bis sie rosa und durchgebraten sind.
3. Den Salat zusammenstellen, indem der Salat mit Reihen von Eiern, Mais, Avocado, Gurke und gekochten Garnelen belegt wird. Mit dem Dressing beträufeln und alles kurz vor dem Servieren durchschwenken.

Pro Portion: Kalorien: 332; Gesamtfett: 19g; Gesättigtes Fett: 3g; Natrium: 738mg; Kohlenhydrate: 20g; Zucker: 4g; Ballaststoffe: 6g; Eiweiß: 22g

Gehackter Salat nach südwestlicher Art mit Chipotle-Limetten-Dressing

GLUTENFREI NUSSFREI SOJAFREI VEGETARISCH

Für diesen pflanzlichen Salat müssen Sie nur etwas zerkleinern, aber nicht kochen. Schmeißen Sie alles zusammen und Sie erhalten ein einfaches und doch überraschend schmackhaftes Gericht. Das cremige Chipotle-Limetten-Dressing macht diesen Salat zu etwas ganz Besonderem, auf das Sie immer wieder zurückkommen werden.

PORTIONEN: 4

ZUBEREITUNGSZEIT: 15 Minuten

1 großer Kopf Römersalat, zerkleinert

1 (15-Unzen) Dose schwarze Bohnen ohne Salzzusatz, abgetropft und abgespült

1 kleine Avocado, geschält, entkernt und gewürfelt

1 Tasse gefrorene kleine Maiskörner, aufgetaut

1 große Tomate, gewürfelt

1 mittelgroße orangefarbene Paprikaschote, entkernt und gewürfelt

½ Tasse knusprige Tortillastreifen

½ Tasse cremiges Chipotle-Limetten-Dressing, oder im Laden gekauft

1. In einer großen Schüssel den Salat, die Bohnen, die Avocado, den Mais, die Tomate und die Paprika vermischen.
2. Mit den Tortillastreifen belegen und kurz vor dem Servieren mit dem Dressing beträufeln.
3. Wenn Sie den Salat nicht sofort servieren, bewahren Sie ihn und das Dressing in separaten, luftdichten Behältern im Kühlschrank bis zu 5 Tage auf. Die Tortillastreifen erst vor dem Servieren dazugeben.

TIPP ZUM AUSWECHSELN: Sie können den gefrorenen Mais durch Dosenmais oder frische Maiskolben ersetzen. Lassen Sie den Mais aus der Dose einfach abtropfen und spülen Sie ihn ab, bevor Sie ihn zum Salat geben.

Pro Portion: Kalorien: 301; Gesamtfett: 9g; Gesättigtes Fett: 1g; Natrium: 139mg; Kohlenhydrate: 45g; Zucker: 7g; Ballaststoffe: 15g; Eiweiß: 13g

Offenes Lachssandwich mit Joghurt-Dill-Sauce

NUSSFREI SOJAFREI

Wenn Sie dieses Sandwich mit der offenen Seite essen, erhalten Sie immer noch das Brot, das Sie sich in einem Sandwich wünschen, während Sie die Anzahl der Kohlenhydrate reduzieren. Die Verwendung von 100 % Vollkornbrot liefert mehr blutzuckerstabilisierende Ballaststoffe sowie andere Nährstoffe wie Vitamin E, Vitamin B6, Magnesium und Kalium. Servieren Sie dazu einen Salat, um Ihre Mahlzeit abzurunden.

PORTIONEN: 4
ZUBEREITUNGSZEIT: 5 Minuten
KOCHZEIT: 20 Minuten

2 Zitronen, in Scheiben geschnitten
4 (4 Unzen) Lachsfilets ohne Haut
¼ Teelöffel Salz
¼ Teelöffel frisch gemahlener schwarzer Pfeffer
1 Esslöffel kaltgepresstes Olivenöl
¼ Tasse Joghurt-Dill-Sauce, oder im Laden gekauft
4 Scheiben 100%iges Vollkornbrot
2 Unzen Blattgemüse (jede Sorte)

1. Den Ofen auf 400°F vorheizen. Ein Backblech mit einer Silikonbackmatte auslegen.
2. Die Hälfte der Zitronenscheiben in einer einzigen Schicht auf dem vorbereiteten Backblech anordnen. Mit den Lachsfilets belegen. Den Lachs mit Salz und Pfeffer bestreuen und die Oberseiten mit Olivenöl einpinseln. Die restlichen Zitronenscheiben auf den Lachs legen.
3. 20 Minuten backen, oder bis der Lachs mit einer Gabel leicht zerfällt und eine Innentemperatur von mindestens 145°F erreicht hat.
4. Jede Brotscheibe mit 1 Esslöffel Joghurtsauce bestreichen, dann das Grünzeug gleichmäßig auf jeder Scheibe verteilen. Mit je einem Lachsfilet belegen und servieren.

LAGERUNGSTIPP: Wenn Sie den Lachs nicht sofort verzehren wollen, überspringen Sie Schritt 4 und bewahren Sie den Lachs in einem luftdichten Behälter im Kühlschrank bis zu 5 Tage auf. Erhitzen Sie den Lachs wieder, bis er dampfend ist, und fahren Sie dann mit Schritt 4 fort.

Pro Portion: Kalorien: 283; Gesamtfett: 12g; Gesättigtes Fett: 2g; Natrium: 352mg; Kohlenhydrate: 15g; Zucker: 3g; Ballaststoffe: 2g; Eiweiß: 27g

Gebratener Brokkoli, Gegrilltes Käsesandwich

NUSSFREI SOJAFREI VEGETARISCH

Werten Sie Ihr einfaches gegrilltes Käsesandwich mit knusprig geröstetem Brokkoli auf. Das Rösten bringt die natürlichen Aromen von Gemüse zur Geltung, und Brokkoli ist da keine Ausnahme. Zusätzlich zum Geschmack bietet das Kreuzblütengemüse einen Schub an Ballaststoffen, Vitamin C, Vitamin K, Folsäure, Kalium und Mangan. Servieren Sie dazu einen Salat, um Ihre Mahlzeit abzurunden.

PORTIONEN: 4
ZUBEREITUNGSZEIT: 5 Minuten
KOCHZEIT: 50 Minuten

3 Tassen gehackte Brokkoliröschen
1 Esslöffel kaltgepresstes Olivenöl
¼ Teelöffel Salz
¼ Teelöffel frisch gemahlener schwarzer Pfeffer
Antihaft-Kochspray
8 Scheiben 100%iges Vollkornbrot
8 (1-Unze) Scheiben Cheddar-Käse

1. Den Ofen auf 400°F vorheizen. Ein Backblech mit einer Silikonbackmatte oder Alufolie auslegen.
2. Den Brokkoli in einer großen Schüssel mit dem Olivenöl, Salz und Pfeffer vermengen. Den Brokkoli in einer Schicht auf das vorbereitete Backblech legen. 20 bis 25 Minuten backen, oder bis der Brokkoli die gewünschte Knusprigkeit erreicht hat.
3. Erhitzen Sie eine Grillplatte oder Pfanne bei mittlerer Hitze. Sprühen Sie eine Seite jeder Brotscheibe mit Antihaft-Kochspray ein. Legen Sie eine Scheibe Brot mit der besprühten Seite nach unten auf die Grillplatte und belegen Sie sie mit einer Scheibe Käse. Ein Viertel des Brokkolis auf den Käse legen, dann eine weitere Scheibe Brot mit der besprühten Seite nach oben darauf legen.
4. Das Sandwich auf einer Seite etwa 4 Minuten backen, bis die Unterseite goldbraun ist. Wenden und auf der anderen Seite weitere 3 bis 4 Minuten goldbraun backen. Wenn Ihre Grillplatte oder Pfanne groß genug ist, können Sie mehrere Sandwiches auf einmal zubereiten. Wenn nicht, wiederholen Sie den Vorgang, bis Sie 4 Sandwiches zubereitet haben. Heiß servieren.
5. Reste fest verpackt oder in einem luftdichten Behälter bis zu 3 Tage im Kühlschrank aufbewahren.

TIPP FÜR VARIATIONEN: Anstelle von Brokkoli können Sie dieses Sandwich auch mit verschiedenen gerösteten Gemüsesorten belegen.

Pro Portion: Kalorien: 442; Gesamtfett: 25g; Gesättigtes Fett: 12g; Natrium: 820mg; Kohlenhydrate: 33g; Zucker: 4g; Ballaststoffe: 6g; Eiweiß: 23g

KAPITEL 8

Stromnetz

Gebratenes Gemüse und Tempeh Power Bowl

MILCHFREI GLUTENFREI NUSSFREI VEGAN

Tempeh ist ein fermentiertes Eiweiß auf Sojabasis, das häufig in veganen oder vegetarischen Gerichten verwendet wird. Es ist jedoch eine hervorragende Ergänzung für jede Ernährung, auch wenn Sie Fleisch konsumieren. Cremiger Hummus und knackiges, geröstetes Gemüse runden zusammen mit Tempeh diese nahrhafte Mahlzeit ab.

PORTIONEN: 4
VORBEREITUNGSZEIT: 15 Minuten, plus 30 Minuten zum Marinieren
KOCHZEIT: 25 Minuten

8 Unzen Tempeh, in ½-Zoll-Stücke geschnitten
8 Unzen Rosenkohl, geputzt und halbiert
1 mittelgroße Süßkartoffel, geschält und in Stücke geschnitten
½ rote Zwiebel, in Scheiben geschnitten
¼ Tasse Tamari mit reduziertem Natriumgehalt
2 Esslöffel Apfelessig
2 Teelöffel Paprika
¼ Tasse kaltgepresstes Olivenöl, aufgeteilt
2 Tassen feingeschnittener Blattkohl, entstielt
1 mittelgroße Avocado, geschält, entkernt und in Scheiben geschnitten
1 Tasse klassischer Hummus, oder gekaufter Hummus

1. In einer großen Schüssel das Tempeh, den Rosenkohl, die Süßkartoffel, die Zwiebel, Tamari, Essig, Paprika und 3 Esslöffel Olivenöl mischen. Abdecken und für mindestens 30 Minuten in den Kühlschrank stellen.
2. Den Ofen auf 400°F vorheizen. Ein Backblech mit einer Silikonbackmatte oder Pergamentpapier auslegen.
3. Das Tempeh und das Gemüse aus der Marinade nehmen und auf dem vorbereiteten Backblech verteilen. Die Marinade wegwerfen. 25 Minuten rösten oder bis das Gemüse weich ist.
4. In der Zwischenzeit in einer mittelgroßen Pfanne bei mittlerer Hitze den Mangold in dem restlichen 1 Esslöffel Olivenöl anbraten, bis er hellgrün ist, etwa 3 Minuten. Auf vier Schüsseln verteilen. Wenn das Gemüse und der Tempeh gar sind, ebenfalls auf die vier Schüsseln verteilen. Jeweils ein Viertel der in Scheiben geschnittenen Avocado zusammen mit ¼ Tasse Hummus darauf geben.
5. Das gebratene Gemüse und das Tempeh in einem luftdicht verschlossenen Behälter getrennt von den übrigen Zutaten bis zu 5 Tage lang im Kühlschrank aufbewahren.

Pro Portion: Kalorien: 496; Gesamtfett: 33g; Gesättigtes Fett: 5g; Natrium: 765mg; Kohlenhydrate: 37g; Zucker: 4g; Ballaststoffe: 10g; Eiweiß: 19g

Süßkartoffeln und Kichererbsen in der Pfanne

MILCHFREI GLUTENFREI NUSSFREI SOJAFREI VEGAN

Dieses Rezept ist ein einfaches, aber schmackhaftes fleischloses Gericht, das sich hervorragend für ein Mittagessen oder ein leichtes Abendessen eignet. Anstelle von Zucchini und Paprika können Sie jede beliebige Gemüsesorte verwenden, die Sie gerade zur Hand haben. Wenn Sie mehr Eiweiß wünschen, können Sie auch gewürfelten Tofu untermischen.

PORTIONEN: 4
ZUBEREITUNGSZEIT: 10 Minuten
KOCHZEIT: 25 Minuten

1 große Süßkartoffel, geschält und in ½-Zoll-Stücke geschnitten
2 (15-Unzen-) Dosen Kichererbsen, abgetropft, abgespült und trocken getupft
1 mittelgroße Zucchini, in Scheiben geschnitten
1 mittelgroße rote Paprika, entkernt und in Scheiben geschnitten
½ gelbe Zwiebel, in Scheiben geschnitten
2 Knoblauchzehen, gehackt
2 Esslöffel kaltgepresstes Olivenöl
1 Teelöffel Paprika
1 Teelöffel italienisches Gewürz
½ Teelöffel Salz
¼ Teelöffel frisch gemahlener schwarzer Pfeffer

1. Den Ofen auf 425°F vorheizen. Ein Backblech mit einer Silikonbackmatte oder Pergamentpapier auslegen.
2. Süßkartoffel, Kichererbsen, Zucchini, Paprika, Zwiebel, Knoblauch, Olivenöl, Paprika, italienische Gewürze, Salz und Pfeffer in einer großen Schüssel vermengen. Die Mischung auf dem vorbereiteten Backblech in einer einzigen Schicht verteilen. Verwenden Sie bei Bedarf zwei Backbleche, um die Mischung gleichmäßig zu verteilen. 25 Minuten backen, dabei nach der Hälfte der Zeit umrühren, oder bis die Kartoffeln weich sind und das Gemüse den gewünschten Knusprigkeitsgrad erreicht hat. Heiß servieren.
3. Die Reste in einem luftdichten Behälter bis zu 5 Tage im Kühlschrank aufbewahren.

Pro Portion: Kalorien: 314; Gesamtfett: 10g; Gesättigtes Fett: 1g; Natrium: 323mg; Kohlenhydrate: 45g; Zucker: 10g; Ballaststoffe: 12g; Eiweiß: 13g

Süß-Saurer Tofu

MILCHFREI GLUTENFREI NUSSFREI VEGAN

Ersetzen Sie das übliche Hühnerfleisch durch Tofu auf pflanzlicher Basis für diesen überarbeiteten chinesischen Imbissklassiker. Der Tofu ist außen knusprig und innen seidig, während das Gemüse für einen schönen Knackpunkt sorgt. Servieren Sie das Gericht auf einem Bett aus braunem Reis oder Vollkornnudeln.

PORTIONEN: 4

ZUBEREITUNGSZEIT: 10 Minuten

KOCHZEIT: 15 Minuten

1 (16-Unzen) Paket fester oder extra-fester Tofu, gepresst und in 1½-Zoll-Würfel geschnitten

1 bis 2 Esslöffel Speisestärke

1 Esslöffel kaltgepresstes Olivenöl

1 mittelgroße rote Paprika, entkernt und in 1-Zoll-Stücke geschnitten

1 mittelgroße grüne Paprika, entkernt und in 1-Zoll-Stücke geschnitten

1 Tasse Ananasstücke aus der Dose, verpackt in 100% Saft

1 Tasse süß-saure Soße, oder im Laden gekauft

2 Frühlingszwiebeln, grüne und weiße Teile, in Scheiben geschnitten, zum Garnieren

1. Die Tofuwürfel gleichmäßig mit der Speisestärke bestäuben, sodass alle Seiten gut bedeckt sind. Überschüssige Speisestärke wegwerfen.
2. In einer großen Pfanne das Olivenöl bei mittlerer bis hoher Hitze erhitzen. Den Tofu hinzufügen und anbraten, bis er braun wird, 6 bis 7 Minuten. Den Tofu auf einen Teller geben und beiseite stellen.
3. Die roten und grünen Paprikaschoten in die Pfanne geben und 4 bis 5 Minuten sautieren, bis sie knackig sind. Den Tofu zurück in die Pfanne geben und die Ananas und die süß-saure Soße unterrühren. 2 bis 4 Minuten kochen, bis alles durcherhitzt ist. Mit den Frühlingszwiebeln garnieren und servieren.

Pro Portion: Kalorien: 291; Gesamtfett: 10g; Gesättigtes Fett: 1g; Natrium: 273mg; Kohlenhydrate: 42g; Zucker: 20g; Ballaststoffe: 3g; Eiweiß: 12g

Linsen-Gemüse-Curry

MILCHFREI GLUTENFREI SOJAFREI VEGAN

Dieses würzige, indisch inspirierte Curry ist reich an Gemüse. Für einen würzigen Kick, fügen Sie ½ Teelöffel rote Pfefferflocken hinzu. Mit Vollkorn-Naan oder braunem Reis servieren.

PORTIONEN: 4

ZUBEREITUNGSZEIT: 5 Minuten

KOCHZEIT: 35 Minuten

1 Esslöffel kaltgepresstes Olivenöl
1 mittelgroße gelbe Zwiebel, gewürfelt
3 Knoblauchzehen, gehackt
1 Esslöffel geschälten und geriebenen Ingwer
1 Esslöffel Currypulver
2 Tassen gefrorene Erbsen-Möhren-Mischung
1 (14½-Unzen) Dose gewürfelte Tomaten ohne Salzzusatz
2 Tassen natriumreduzierte Gemüsebrühe
1 Tasse rote oder braune Linsen, abgespült
1 (14-Unzen) Dose fettarme Kokosmilch
1 Tasse verpackter Babyspinat
2 Esslöffel frisch gepresster Zitronensaft

1. In einer großen Pfanne das Olivenöl bei mittlerer bis hoher Hitze erhitzen. Die Zwiebel hinzugeben und 4 bis 5 Minuten sautieren, bis sie glasig ist. Knoblauch, Ingwer und Currypulver hinzufügen und 1 Minute lang unter ständigem Rühren kochen.
2. Die Erbsen-Möhren-Mischung, die gewürfelten Tomaten mit ihrem Saft, die Gemüsebrühe und die Linsen hinzufügen. Zum Kochen bringen, die Hitze reduzieren und 20 bis 25 Minuten köcheln lassen, bis die Linsen weich sind und der größte Teil der Flüssigkeit aufgesogen wurde.
3. Kokosmilch, Spinat und Zitronensaft unterrühren und die Hitze auf mittlere bis niedrige Stufe erhöhen und etwa 5 Minuten kochen, bis der Spinat verwelkt ist und alles durcherhitzt ist.
4. Die Reste in einem luftdichten Behälter bis zu 5 Tage im Kühlschrank aufbewahren.

LAGERUNGSTIPP: Zum Einfrieren die Suppe abkühlen lassen und dann in luftdichte Behälter füllen. Im Gefrierschrank bis zu 3 Monate aufbewahren. Nach dem Einfrieren in einem Suppentopf auf dem Herd wieder aufwärmen. Alternativ können Sie die Suppe auch in einem elektrischen Schnellkochtopf auf höchster Stufe 20 Minuten lang aufwärmen. Geben Sie ¼ Tasse Wasser in den Schnellkochtopf, damit der Druck steigt.

Pro Portion: Kalorien: 392; Gesamtfett: 17g; Gesättigtes Fett: 11g; Natrium: 85mg; Kohlenhydrate: 49g; Zucker: 4g; Ballaststoffe: 11g; Eiweiß: 17g

Vollkorn-Combo-Hühnchen-Pizza

NUSSFREI SOJAFREI

Nur weil Sie Diabetes haben, heißt das nicht, dass Pizza tabu ist. Sie müssen nur auf die Portionsgröße und den Belag achten. Diese Pizza ist voller bunter Gemüsesorten und hat eine herrliche Vollkornkruste. Servieren Sie sie mit einem Salat als Beilage für eine komplette Mahlzeit.

MACHT: 8 Scheiben
ZUBEREITUNGSZEIT: 20 Minuten
KOCHZEIT: 20 Minuten

Antihaft-Kochspray
1 Rezept Pizzateig aus Vollkornweizen
⅓ Tasse Pizzasauce
1½ Tassen zerkleinerter teilentrahmter Mozzarella-Käse
¼ Tasse gehackte rote Zwiebel
½ Tasse geschnittene weiße Champignons
½ Tasse Kirschtomaten, in Scheiben geschnitten
½ Tasse gehackte gelbe Paprika
1 Tasse gehackte Hühnerbrust vom Grill
½ Tasse frischer Rucola
1½ Esslöffel Balsamico-Glasur

1. Den Ofen auf 425°F vorheizen. Eine Pizzapfanne oder ein Backblech leicht mit Antihaft-Kochspray besprühen.
2. Den Teig auf einer leicht bemehlten Fläche zu einer 12-Zoll-Runde ausrollen und auf das vorbereitete Pizzapflaster oder Backblech legen.
3. Die Kruste mit der Pizzasauce bestreichen und mit Käse, Zwiebeln, Champignons, Tomaten, Paprika und Hähnchen belegen. 15 bis 20 Minuten backen, oder bis die Kruste goldbraun ist.
4. Die gebackene Pizza mit dem Rucola belegen und mit der Balsamico-Glasur beträufeln. In Scheiben schneiden und servieren.
5. Reste in einem luftdichten Behälter im Kühlschrank bis zu 5 Tage aufbewahren.

VARIATIONSTIPP: Sie können den Belag mit allen Gemüsesorten variieren, die Sie gerade zur Hand haben, z. B. Brokkoli, Zucchini, Spinat, Auberginen oder sonnengetrocknete Tomaten.

VORBEREITUNGSTIPP: Sie können Balsamico-Glasur im Supermarkt kaufen oder selbst herstellen. In einem kleinen Kochtopf bei mittlerer Hitze ½ Tasse Balsamico-Essig und 3 Esslöffel Ahornsirup hinzufügen. Zum Kochen bringen, dann die Hitze auf mittlere bis niedrige Stufe reduzieren und köcheln lassen, bis die Flüssigkeit um die Hälfte reduziert ist, etwa 10 Minuten. Beträufeln Sie damit Ihre Pizza, Obst, gebratenes Gemüse, Brot, Nudeln und vieles mehr.

Pro Portion (2 Scheiben): Kalorien: 233; Gesamtfett: 8g; Gesättigtes Fett: 3g; Natrium: 380mg; Kohlenhydrate: 27g; Zucker: 3g; Ballaststoffe: 5g; Eiweiß: 14g

Hühnerpfanne mit Spinat und Artischocken

MILCHFREIE VARIANTE (SIEHE TIPP) GLUTENFREI NUSSFREI SOJAFREI

Spinat und Artischocken harmonieren in diesem leckeren Hähnchengericht hervorragend miteinander. Und weil es in einem Topf zubereitet werden kann, ist das Aufräumen ein Kinderspiel. Wenn Sie ein paar gesunde Kohlenhydrate hinzufügen möchten, servieren Sie es mit Vollkornnudeln.

SERVIEREN: 4 bis 6

ZUBEREITUNGSZEIT: 10 Minuten

KOCHZEIT: 15 Minuten

1 Esslöffel kaltgepresstes Olivenöl

1½ Pfund Hühnerbrüste ohne Knochen und Haut, in 1-Zoll-Stücke geschnitten

1 Teelöffel Geflügelgewürz

1 mittelgroße gelbe Zwiebel, gewürfelt

3 Knoblauchzehen, gehackt

2 Tassen 1% fettarme Milch

½ Tasse natriumreduzierte Hühnerbrühe

1 Esslöffel Speisestärke

¼ Teelöffel frisch gemahlener schwarzer Pfeffer

¼ Teelöffel rote Paprikaflocken

6 Unzen Spinat, grob zerkleinert

1 (14-Unzen) Dose geviertelte Artischockenherzen, abgetropft und zerkleinert

2 Esslöffel frisch gepresster Zitronensaft

1. In einer großen Pfanne das Olivenöl bei mittlerer bis hoher Hitze erhitzen. Das Huhn hinzufügen und mit dem Geflügelgewürz würzen. Braten, bis es anfängt, braun zu werden, 3 bis 4 Minuten. Die Zwiebel hinzugeben und 3 bis 4 Minuten braten, bis sie weich wird. Den Knoblauch einrühren und weitere 30 bis 60 Sekunden kochen, bis er duftet.
2. Milch, Hühnerbrühe, Maisstärke, schwarzen Pfeffer und rote Paprikaflocken hinzufügen und rühren, bis sich alles verbunden hat und die Soße einzudicken beginnt. Spinat, Artischockenherzen und Zitronensaft unterrühren und kochen, bis der Spinat hellgrün ist und zu welken beginnt. Heiß servieren.
3. Die Reste in einem luftdichten Behälter bis zu 5 Tage im Kühlschrank aufbewahren.

TIPP: Wenn Sie den Kuchen milchfrei zubereiten möchten, ersetzen Sie die Kuhmilch durch Ihre bevorzugte milchfreie Milch.

Pro Portion: Kalorien: 346; Gesamtfett: 8g; Gesättigtes Fett: 2g; Natrium: 227mg; Kohlenhydrate: 24g; Zucker: 9g; Ballaststoffe: 9g; Eiweiß: 46g

Truthahn-Fleischkäse vom Grill

MILCHFREI NUSSFREI SOJAFREI

Viel einfacher geht es nicht. Alles, was Sie für dieses Gericht brauchen, sind sechs Zutaten und 5 Minuten Arbeit, dann lehnen Sie sich zurück und lassen den Ofen den Rest erledigen. Ich habe in diesem Hackbraten das traditionelle Rindfleisch durch Putenhackfleisch ersetzt, um ein mageres Protein zu erhalten. Servieren Sie es zusammen mit gedünstetem Gemüse, um den Nährstoffgehalt dieser Mahlzeit zu erhöhen.

PORTIONEN: 4
ZUBEREITUNGSZEIT: 5 Minuten
KOCHZEIT: 50 Minuten

Antihaft-Kochspray
1 Pfund mageres Putenfleisch
½ Tasse Panko-Brotkrumen
1 Esslöffel italienisches Gewürz
2 große Eier
1 kleine gelbe Zwiebel, gewürfelt
1 Tasse Barbecue-Sauce, aufgeteilt

1. Heizen Sie den Ofen auf 350°F vor. Eine 1½-Quart-Hackbratenform mit Kochspray einsprühen.
2. In einer großen Schüssel Truthahnhackfleisch, Semmelbrösel, italienische Gewürze, Eier, Zwiebeln und ¾ Tasse Barbecue-Sauce mit den Händen oder einem Silikonspatel vermischen. Die Mischung zu einem Laib formen und in die vorbereitete Form drücken. Die restliche ¼ Tasse Barbecue-Sauce darauf verteilen.
3. Etwa 50 Minuten backen, oder bis ein Thermometer 160°F anzeigt. Lassen Sie den Hackbraten vor dem Servieren 10 Minuten ruhen.
4. Die Reste in einem luftdichten Behälter bis zu 5 Tage im Kühlschrank aufbewahren.

ZUBEREITUNGSTIPP: Wenn Sie den Geschmack dieses Rezepts noch verstärken möchten, fügen Sie beim Mischen je ½ Teelöffel Zwiebelpulver, Knoblauchpulver und frisch gemahlenen schwarzen Pfeffer hinzu.

Pro Portion: Kalorien: 368; Gesamtfett: 13g; Gesättigtes Fett: 3g; Natrium: 608mg; Kohlenhydrate: 37g; Zucker: 25g; Ballaststoffe: 1g; Eiweiß: 26g

Hähnchen-Enchiladas mit schwarzen Bohnen und Mais

GLUTENFREI NUSSFREI SOJAFREI

Diese saftigen Enchiladas sind bei mir zu Hause immer ein Publikumsliebling. Sie sind einfach zuzubereiten und so schmackhaft, dass sie auch noch viele gesunde Nährstoffe enthalten. Achten Sie auf das Etikett der Enchiladasauce, um sicherzustellen, dass sie kein Gluten enthält, wenn Sie glutenfrei sind. Servieren Sie die Enchiladas mit einem grünen Salat, um Ihren Diabetes-Teller zu vervollständigen.

Ergibt: 16 Enchiladas
ZUBEREITUNGSZEIT: 10 Minuten
KOCHZEIT: 25 Minuten

Antihaft-Kochspray
2 Tassen gehacktes Brathähnchen
1 (10-Unzen) Dose rote Enchilada-Sauce
1 (14½-Unzen) Dose schwarze Bohnen ohne Salzzusatz, abgetropft und abgespült
½ Tasse fettarmer griechischer Joghurt
½ Tasse Salsa
½ Tasse Maiskörner (gefroren oder aus der Dose, abgetropft)
1 (4-Unzen) Dose gewürfelte grüne Chilis
1 Tasse geschredderter mexikanischer Mischkäse, aufgeteilt
16 (6-Zoll) Maistortillas
2 Frühlingszwiebeln, grüne und weiße Teile, in Scheiben geschnitten, zum Garnieren

1. Heizen Sie den Ofen auf 350°F vor. Eine 9 x 13-Zoll-Backform mit Antihaft-Kochspray einsprühen und beiseite stellen.
2. In einer großen Schüssel Hühnchen, Enchiladasauce, schwarze Bohnen, Joghurt, Salsa, Mais, Chilis und ½ Tasse Käse vermengen. Die Enchiladas zusammensetzen, indem die Mischung gleichmäßig auf die Tortillas verteilt wird, dann jede Tortilla fest zusammenrollen und in die vorbereitete Auflaufform legen. Die restliche ½ Tasse Käse über die Enchiladas streuen.
3. 20 bis 25 Minuten backen, oder bis der Käse geschmolzen ist (die Innentemperatur sollte 160°F betragen). Mit den in Scheiben geschnittenen Frühlingszwiebeln garnieren.
4. Die Reste in einem luftdichten Behälter bis zu 5 Tage im Kühlschrank aufbewahren.

LAGERUNGSTIPP: Sie können diese vor dem Backen bis zu 3 Monate lang einfrieren. Über Nacht im Kühlschrank auftauen lassen und bei 350°F für 35 bis 40 Minuten oder bis zum Durchwärmen backen. Alternativ können Sie sie auch im gefrorenen Zustand etwa 1 Stunde und 20 Minuten backen.

Pro Portion (2 Enchiladas): Kalorien: 308; Gesamtfett: 8g; Gesättigtes Fett: 3g; Natrium: 323mg; Kohlenhydrate: 39g; Zucker: 3g; Ballaststoffe: 7g; Eiweiß: 23g

Auflauf mit Huhn und Spargel

GLUTENFREI NUSSFREI SOJAFREI

Hähnchen und Spargel sind eine kulinarische Kombination, vor allem, wenn sie mit einer Soße aus Pilzen, Kräutern und Käse kombiniert werden. Spargel ist reich an Ballaststoffen, Folsäure, Vitamin A, Vitamin C und Vitamin K. Servieren Sie ihn mit braunem Reis oder Quinoa.

SERVIEREN: 4 bis 6
ZUBEREITUNGSZEIT: 10 Minuten
KOCHZEIT: 35 Minuten

1 Esslöffel kaltgepresstes Olivenöl
1½ Pfund Hühnerbrüste ohne Knochen und Haut, in 1-Zoll-Stücke geschnitten
1 Teelöffel Geflügelgewürz
1 Pfund Spargel, geputzt und in 1½-Zoll-Stücke geschnitten
8 Unzen weiße Champignons, in Scheiben geschnitten
½ mittelgroße Zwiebel, gewürfelt
3 Knoblauchzehen, gehackt
¾ Tasse natriumreduzierte Hühnerbrühe
½ Tasse fettarmer griechischer Joghurt
2 Esslöffel Speisestärke
1 Esslöffel Dijon-Senf
½ Teelöffel getrockneter Thymian
½ Tasse geschredderter Gruyère-Käse

1. Den Backofen auf 375°F vorheizen.
2. In einer großen ofenfesten Pfanne das Olivenöl bei mittlerer bis hoher Hitze erhitzen. Das Hähnchenfleisch hinzufügen und mit dem Geflügelgewürz würzen. Anbraten, bis es anfängt, braun zu werden, 3 bis 4 Minuten. Spargel, Champignons und Zwiebeln hinzufügen und 4 Minuten braten, bis das Gemüse anfängt, weich zu werden. Den Knoblauch hinzufügen und 1 Minute lang kochen.
3. Die Hitze auf mittlere Stufe reduzieren und die Hühnerbrühe, den griechischen Joghurt, die Speisestärke, den Senf und den Thymian einrühren. 2 bis 3 Minuten kochen lassen, bis die Sauce eindickt. Vom Herd nehmen und den Käse über die Sauce streuen. 20 Minuten backen, bis der Käse sprudelt. Heiß servieren.
4. Die Reste in einem luftdichten Behälter bis zu 5 Tage im Kühlschrank aufbewahren.

TIPP ZUM AUSWECHSELN: Wenn gerade keine Spargelsaison ist oder Sie keinen zur Hand haben, schmecken auch frische grüne Bohnen in diesem Rezept.

Pro Portion: Kalorien: 351; Gesamtfett: 11g; Gesättigtes Fett: 4g; Natrium: 243mg; Kohlenhydrate: 13g; Zucker: 5g; Ballaststoffe: 4g; Eiweiß: 49g

Cashew-Hähnchen mit Paprika und Zwiebeln

MILCHFREI GLUTENFREI

Es gibt keinen Grund, Geld für teure Gerichte zum Mitnehmen auszugeben, wenn man sie zu Hause für einen Bruchteil der Kosten und in weniger als 30 Minuten selbst zubereiten kann. Diese Version des Cashew-Hühnchens enthält Paprika und Zwiebeln, die Ballaststoffe, Vitamine und Mineralien liefern. Servieren Sie es mit braunem Reis oder Quinoa.

SERVIEREN: 4 bis 6
ZUBEREITUNGSZEIT: 10 Minuten
KOCHZEIT: 15 Minuten

4 Knoblauchzehen, gehackt
1 Esslöffel geschälten und geriebenen Ingwer
½ Tasse Tamari mit reduziertem Natriumgehalt
1 Esslöffel Sesamöl
1 Esslöffel brauner Zucker
1 Esslöffel Speisestärke
1 Esslöffel kaltgepresstes Olivenöl
1½ Pfund Hühnerbrüste ohne Knochen und Haut, in 1-Zoll-Stücke geschnitten
2 rote Paprikaschoten, entkernt und in große Würfel geschnitten
2 grüne Paprikaschoten, entkernt und in große Würfel geschnitten
1 mittelgroße Zwiebel, in große Würfel geschnitten
½ Tasse geröstete Cashew-Hälften, ungesalzen
4 Frühlingszwiebeln, grüne und weiße Teile, in Scheiben geschnitten

1. In einer kleinen Schüssel Knoblauch, Ingwer, Tamari, Sesamöl, braunen Zucker und Maisstärke miteinander verquirlen. Die Mischung beiseite stellen.
2. In einer großen Pfanne das Olivenöl bei mittlerer bis hoher Hitze erhitzen. Das Hähnchenfleisch hinzufügen und 3 bis 4 Minuten lang anbraten. Die Paprika und die Zwiebel hinzufügen und weitere 3 bis 4 Minuten anbraten, bis sie anfangen, weich zu werden.
3. Die Soße hineingießen und etwa 5 Minuten kochen, bis die Soße eingedickt ist. Die Pfanne vom Herd nehmen und die Cashewnüsse unterrühren. Mit den Frühlingszwiebeln garnieren.
4. Die Reste in einem luftdichten Behälter bis zu 5 Tage im Kühlschrank aufbewahren.

Pro Portion: Kalorien: 445; Gesamtfett: 18g; Gesättigtes Fett: 3g; Natrium: 1.248mg; Kohlenhydrate: 26g; Zucker: 11g; Ballaststoffe: 5g; Eiweiß: 46g

Teriyaki-Truthahn-Burger

NUSSFREI

Putenhackfleisch ist ein hervorragender Ersatz für Rinderhackfleisch. Um jedoch sicherzustellen, dass es sich um einen gesunden Ersatz handelt, sollten Sie sich für mageres Putenfleisch entscheiden und auch den Natriumgehalt im Auge behalten. Die karamellisierte und saftige gegrillte Ananas rundet den würzigen Burger perfekt ab. So entsteht ein süßes und schmackhaftes Sandwich, das dich satt macht, ohne die gesättigten Fette und Kalorien, die herkömmliche Burger normalerweise mit sich bringen.

PORTIONEN: 4
ZUBEREITUNGSZEIT: 10 Minuten
KOCHZEIT: 15 Minuten

Antihaft-Kochspray
1 Pfund mageres Putenfleisch
¼ Tasse plus 1 Esslöffel Teriyaki-Sauce, aufgeteilt
¼ Tasse Panko-Brotkrumen
½ kleine weiße Zwiebel, fein gewürfelt
1 Teelöffel geschälten und geriebenen frischen Ingwer
¼ Teelöffel frisch gemahlener schwarzer Pfeffer
4 Scheiben Pepper Jack Käse
4 Ananasringe
4 Vollkornbrötchen
1 mittelgroße Avocado, geschält, entkernt und in Scheiben geschnitten

1. Eine große Bratpfanne oder eine Grillpfanne bei mittlerer bis hoher Hitze vorheizen. Mit Antihaft-Kochspray besprühen.
2. In einer großen Schüssel Truthahnhackfleisch, ¼ Tasse Teriyaki-Sauce, Semmelbrösel, Zwiebel, Ingwer und schwarzen Pfeffer mit den Händen vermischen und die Mischung zu 4 Patties formen. Die Patties in die Pfanne oder auf den Grill legen und ca. 4 Minuten pro Seite garen, oder bis die Patties eine Innentemperatur von 165°F erreichen. Eine Scheibe Käse auf jedes Brötchen legen und 1 Minute lang braten, bis er geschmolzen ist. Die Burger auf einen Teller legen und zum Warmhalten abdecken.
3. Die Ananasringe mit dem restlichen 1 Esslöffel Teriyaki-Sauce bestreichen und in die Pfanne oder auf die Grillpfanne legen. Auf jeder Seite etwa 3 Minuten braten, bis sie glasig und leicht golden sind.
4. Jeweils 1 Patty auf ein Brötchen legen, gefolgt von 1 Ananasring und einem Viertel der Avocadospalten. Sofort servieren.
5. Die Reste in einem luftdichten Behälter bis zu 5 Tage im Kühlschrank aufbewahren.

Pro Portion: Kalorien: 590; Gesamtfett: 28g; Gesättigtes Fett: 9g; Natrium: 701mg; Kohlenhydrate: 55g; Zucker: 24g; Ballaststoffe: 9g; Eiweiß: 36g

Ingwer-Sesam-Truthahn-Wraps

MILCHFREI GLUTENFREI NUSSFREI

Salatwraps sind eine gute Möglichkeit, die Kohlenhydrate drastisch zu reduzieren und gleichzeitig viel sättigendes Eiweiß zu liefern. In diesem Rezept wird Bibb-Salat verwendet, aber auch große Blätter von Butter-, Eisberg-, Römersalat oder rotem Blattsalat sind geeignet. Wenn Sie Ihren Diabetes-Teller mit Kohlenhydraten ausgleichen möchten, legen Sie ein Stück Obst dazu.

PORTIONEN: 4
ZUBEREITUNGSZEIT: 12 Minuten
KOCHZEIT: 10 Minuten

2 Knoblauchzehen, gehackt
1 Teelöffel geschälten und geriebenen Ingwer
3 Esslöffel glutenfreie Hoisin-Sauce
2 Esslöffel Tamari mit reduziertem Natriumgehalt
1 Esslöffel Reisessig
1 Teelöffel Sesamöl
1 Teelöffel Honig
1 Esslöffel kaltgepresstes Olivenöl
1 Pfund mageres Putenfleisch
1 mittelgroße Karotte, geraspelt
1 (8-Unzen) Dose geschnittene Wasserkastanien, abgetropft und gehackt
4 große Bibb-Salatblätter
3 Frühlingszwiebeln, grüne und weiße Teile, in Scheiben geschnitten

1. In einer kleinen Schüssel Knoblauch, Ingwer, Hoisin-Sauce, Tamari, Reisessig, Sesamöl und Honig verquirlen. Die Mischung beiseite stellen.
2. In einer großen Pfanne das Olivenöl bei mittlerer bis hoher Hitze erhitzen. Den Truthahn hinzufügen und das Fleisch mit einem Holzlöffel etwa 6 Minuten lang braten, bis es gebräunt und nicht mehr rosa ist. Karotten, Wasserkastanien und die vorbereitete Soße hinzugeben und 2 bis 3 Minuten kochen, bis das Gemüse weich ist.
3. Die Mischung gleichmäßig auf die 4 Salatblätter verteilen, mit den in Scheiben geschnittenen Frühlingszwiebeln garnieren und die Wraps aufrollen.
4. Die übrig gebliebene Putenmischung getrennt vom Salat in einem luftdichten Behälter bis zu 5 Tage lang aufbewahren.

Pro Portion: Kalorien: 327; Gesamtfett: 15g; Gesättigtes Fett: 3g; Natrium: 548mg; Kohlenhydrate: 25g; Zucker: 6g; Ballaststoffe: 1g; Eiweiß: 24g

Nackte Fisch-Tacos mit würzigem Krautsalat

GLUTENFREI NUSSFREI SOJAFREI

Diese lustigen und schmackhaften Tacos sind mehr als nur eine Tortilla. Der saftige und flockige Mahi-Mahi sorgt für einen zarten, süßen Geschmack, der perfekt mit dem würzigen und knackigen Krautsalat harmoniert. Der Verzehr von Fisch ist eine hervorragende Möglichkeit, Ihre Mahlzeiten mit gesunden Fetten, Proteinen und anderen Nährstoffen anzureichern.

PORTIONEN: 4
ZUBEREITUNGSZEIT: 10 Minuten
KOCHZEIT: 8 Minuten

2 Tassen Tricolor-Krautsalatmischung
½ Tasse cremiges Chipotle-Limetten-Dressing, oder im Laden gekauft
1 Esslöffel kaltgepresstes Olivenöl
2 Knoblauchzehen, gehackt
1 Teelöffel Honig
¼ Teelöffel Salz
¼ Teelöffel frisch gemahlener schwarzer Pfeffer
2 Esslöffel frisch gepresster Limettensaft, aufgeteilt
1 Pfund Mahi-Mahi-Filets
1 mittelgroße Avocado, geschält, entkernt und gewürfelt
⅓ Tasse frischer Koriander, gehackt
4 kleine Radieschen, in dünne Scheiben geschnitten, zum Garnieren (optional)

1. In einer mittelgroßen Schüssel die Krautsalatmischung und das Dressing vermischen. Den Krautsalat abdecken und in den Kühlschrank stellen, bis er verwendet werden kann.
2. In einer großen Schüssel Öl, Knoblauch, Honig, Salz, Pfeffer und 1 Esslöffel Limettensaft verquirlen, bis alles gut vermischt ist. Den Mahi-Mahi von allen Seiten mit der Soße bestreichen.
3. Eine große Bratpfanne bei mittlerer bis hoher Hitze vorheizen. Den Mahi-Mahi in die Pfanne legen und braten, bis er mit einer Gabel leicht zerfällt oder eine Innentemperatur von 145°F erreicht, etwa 4 Minuten auf jeder Seite. Den Fisch vom Herd nehmen.
4. Den Krautsalat auf 4 Servierteller verteilen. Auf jeden Teller ein Viertel des Mahi-Mahi, die Avocado und den Koriander geben. Mit den Radieschenscheiben garnieren (falls verwendet).
5. Die Reste in einem luftdichten Behälter bis zu 5 Tage im Kühlschrank aufbewahren.

TIPP FÜR VARIATIONEN: Um dieses Gericht zu würzen, geben Sie bis zu 1 Teelöffel Chilipulver in die Sauce, bevor Sie den Fisch damit bestreichen.

Pro Portion: Kalorien: 251; Gesamtfett: 12g; Gesättigtes Fett: 2g; Natrium: 317mg; Kohlenhydrate: 12g; Zucker: 4g; Ballaststoffe: 5g; Eiweiß: 25g

Gebratene Honig-Knoblauch-Shrimps

MILCHFREI GLUTENFREI NUSSFREI

Dieses süße und herzhafte Gericht lässt sich an jedem Abend der Woche schnell und einfach zubereiten. Das Gemüse ist schön knackig, während die zarten Garnelen dank der Marinade saftig und schmackhaft sind. Servieren Sie es mit braunem Reis oder Quinoa, um Ihren Diabetes-Teller zu vervollständigen.

PORTIONEN: 4
VORBEREITUNGSZEIT: 10 Minuten, plus 20 Minuten zum Marinieren
KOCHZEIT: 15 Minuten

1 Pfund große Garnelen, geschält und entdarmt
¼ Tasse Tamari mit reduziertem Natriumgehalt
¼ Tasse Honig
4 Knoblauchzehen, gehackt
2 Esslöffel kaltgepresstes Olivenöl, aufgeteilt
1 Teelöffel geschälten und geriebenen Ingwer
1½ Tassen gehackte Brokkoliröschen
1½ Tassen Zuckerschoten
1 große rote Paprika, entkernt und in Scheiben geschnitten

1. Die Garnelen in eine große Schüssel oder einen verschließbaren Beutel geben. Tamari, Honig, Knoblauch, 1 Esslöffel Olivenöl und den Ingwer hinzufügen. Gut durchmischen, abdecken und zum Marinieren 20 Minuten in den Kühlschrank stellen.
2. Eine große Pfanne auf mittlerer bis hoher Stufe erhitzen. Die Garnelen aus der Marinade nehmen und in die Pfanne geben; die Marinade für später aufbewahren. Die Garnelen 1 bis 2 Minuten auf jeder Seite braten, oder bis sie rosa werden. Die Garnelen auf einen Teller geben und beiseite stellen.
3. Den restlichen 1 Esslöffel Olivenöl zusammen mit dem Brokkoli, den Zuckererbsen und der Paprika in die Pfanne geben. 4 bis 5 Minuten kochen, bis sie zart und knusprig sind. Die Garnelen und die reservierte Marinade wieder in die Pfanne geben und 5 Minuten kochen, bis alles durcherhitzt und die Marinade leicht reduziert ist. Heiß servieren.

Pro Portion: Kalorien: 252; Gesamtfett: 8g; Gesättigtes Fett: 1g; Natrium: 821mg; Kohlenhydrate: 27g; Zucker: 21g; Ballaststoffe: 3g; Eiweiß: 19g

Schweinekoteletts in der Pfanne mit grünen Bohnen

MILCHFREI GLUTENFREI NUSSFREI SOJAFREI

Dieses Rezept ist ein einfaches, aber schmackhaftes Gericht aus einer Pfanne. Schneiden Sie Ihre Schweinekoteletts vor dem Kochen von sichtbarem Fett frei, um den Anteil an gesättigten Fettsäuren und Kalorien zu verringern. Falls gewünscht, können Sie vor dem Servieren noch etwas fein geriebenen Parmesan darüber streuen. Servieren Sie es mit gebackenen oder gebratenen Kartoffeln.

PORTIONEN: 4
ZUBEREITUNGSZEIT: 10 Minuten
KOCHZEIT: 25 Minuten

1 Esslöffel kaltgepresstes Olivenöl
4 (4-Unzen) Schweinekoteletts ohne Knochen
¼ Teelöffel Salz
¼ Teelöffel frisch gemahlener schwarzer Pfeffer
1 Pfund grüne Bohnen, geputzt und kreuzweise halbiert
1 mittelgroße Schalotte, fein gewürfelt
3 Knoblauchzehen, gehackt
1½ Tassen natriumreduzierte Hühnerbrühe
1 Esslöffel Speisestärke
1 Teelöffel getrockneter Thymian

1. In einer großen Pfanne das Olivenöl bei mittlerer bis hoher Hitze erhitzen. Die Schweinekoteletts mit Salz und Pfeffer würzen und 4 bis 5 Minuten pro Seite braten, bis sie gebräunt sind. Die Schweinekoteletts auf einen Teller legen und zum Warmhalten locker mit Alufolie abdecken.
2. Die grünen Bohnen, die Schalotte und den Knoblauch in die Pfanne geben und 2 Minuten lang kochen. In einer kleinen Schüssel die Hühnerbrühe und die Maisstärke verquirlen und die Mischung in die Pfanne geben. Den Thymian einstreuen. Aufkochen lassen, dann die Hitze auf mittlere Stufe reduzieren und unter häufigem Rühren köcheln lassen, bis die Soße eindickt und die Bohnen zart und knackig sind, etwa 5 Minuten.
3. Die Schweinekoteletts wieder in die Pfanne geben, zwischen die Bohnen legen und 2 bis 3 Minuten braten, bis die Koteletts durchgebraten sind und die Innentemperatur 145°F beträgt.
4. Die Reste in einem luftdichten Behälter bis zu 5 Tage im Kühlschrank aufbewahren.

Pro Portion: Kalorien: 254; Gesamtfett: 12g; Gesättigtes Fett: 3g; Natrium: 208mg; Kohlenhydrate: 11g; Zucker: 4g; Ballaststoffe: 3g; Eiweiß: 27g

Pesto-Lachs und Sommerkürbis aus der Pfanne

GLUTENFREI SOJAFREI

Dank des Basilikum-Pestos und des farbenfrohen Gemüses ist diese Mahlzeit ein wahres Geschmackserlebnis. Lachs ist ein herzgesundes Protein, das reich an Omega-3-Fettsäuren und anderen Nährstoffen wie Vitamin D, Vitamin A, Selen, Magnesium, Zink, Kalium und Phosphor ist. Wenn Sie dieses Gericht mit Kohlenhydraten ergänzen möchten, servieren Sie es auf einem Bett aus braunem Reis oder Quinoa.

PORTIONEN: 4
ZUBEREITUNGSZEIT: 10 Minuten
KOCHZEIT: 20 Minuten

4 (4 bis 6 Unzen) Lachsfilets ohne Haut
1 mittelgroße Zucchini, in Scheiben geschnitten
1 mittelgroßer gelber Kürbis, in Scheiben geschnitten
1 mittelgroße rote Paprika, entkernt und in Ringe geschnitten
½ Teelöffel Salz
¼ Teelöffel frisch gemahlener schwarzer Pfeffer
1 Tasse Basilikum-Pesto-Sauce, oder im Laden gekauft

1. Den Ofen auf 400°F vorheizen. Ein Backblech mit einer Silikonbackmatte oder Pergamentpapier auslegen.
2. Den Lachs auf das vorbereitete Backblech legen, dann die Zucchini, den gelben Kürbis und die rote Paprika gleichmäßig darauf verteilen. Mit Salz und Pfeffer bestreuen, dann das Pesto auf den Lachsfilets und auf dem Gemüse verteilen.
3. 15 bis 20 Minuten backen, bis der Lachs mit einer Gabel leicht zerfällt (oder eine Innentemperatur von 145°F erreicht) und das Gemüse zart und knackig ist. Heiß servieren.
4. Die Reste in einem luftdichten Behälter bis zu 5 Tage im Kühlschrank aufbewahren.

TIPP ZUM AUSWECHSELN: Wenn Sie keinen Lachs haben, eignen sich auch Forelle, Tilapia und Makrele gut für dieses Rezept.

Pro Portion: Kalorien: 518; Gesamtfett: 42g; Gesättigtes Fett: 7g; Natrium: 721mg; Kohlenhydrate: 7g; Zucker: 4g; Ballaststoffe: 2g; Eiweiß: 30g

Rindfleisch-Chili-Makkaroni

NUSSFREI SOJAFREI

Wer sagt denn, dass Makkaroni und Käse nur etwas für Kinder sind? Diese verbesserte Version des Klassikers enthält herzhaftes Eiweiß aus magerem Rinderhackfleisch und Bohnen. Außerdem sind Vollkorngetreide und viel Gemüse enthalten, damit Sie eine kräftige Dosis an Ballaststoffen, Vitaminen und Mineralien erhalten.

PORTIONEN: 6

ZUBEREITUNGSZEIT: 5 Minuten

KOCHZEIT: 20 Minuten

1½ Teelöffel kaltgepresstes Olivenöl
1 Pfund mageres Rinderhackfleisch
1 mittelgroße gelbe Zwiebel, gewürfelt
3 Tassen natriumreduzierte Rinderbrühe
8 Unzen Vollkorn-Ellbogenmakkaroni
1 (28-Unzen) Dose zerdrückte Tomaten ohne Salzzusatz
1 Dose Pinto-Bohnen ohne Salzzusatz, abgetropft und abgespült
1 (15 Unzen) Dose Kidneybohnen ohne Salzzusatz, abgetropft und gespült
1 (4-Unzen) Dose gewürfelte grüne Chilis
1 Esslöffel Chilipulver
1½ Teelöffel gemahlener Kreuzkümmel
1½ Tassen zerkleinerter Cheddar-Käse

1. In einem großen Bratentopf oder Dutch Oven das Olivenöl bei mittlerer bis hoher Hitze erhitzen. Das Hackfleisch und die Zwiebel hinzufügen und 4 bis 5 Minuten braten, bis das Fleisch gebräunt ist.
2. Rinderbrühe, Makkaroni, zerdrückte Tomaten, Pinto-Bohnen, Kidney-Bohnen, grüne Chilis, Chilipulver und Kreuzkümmel einrühren. Zum Kochen bringen, dann die Hitze auf mittlere Stufe reduzieren und unter gelegentlichem Rühren köcheln lassen, bis die Nudeln bissfest sind (10 bis 12 Minuten).
3. Den Topf vom Herd nehmen und den Käse einrühren. Heiß servieren.
4. Die Reste in einem luftdichten Behälter bis zu 5 Tage im Kühlschrank aufbewahren.

Pro Portion: Kalorien: 490; Gesamtfett: 20g; Gesättigtes Fett: 9g; Natrium: 289mg; Kohlenhydrate: 48g; Zucker: 5g; Ballaststoffe: 10g; Eiweiß: 33g

Gebratene Jakobsmuscheln mit Frühlingsgemüse

MILCHFREI GLUTENFREI NUSSFREI SOJAFREI

Diese zarten, buttrigen Jakobsmuscheln werden Ihnen das Wasser im Mund zusammenlaufen lassen. Jakobsmuscheln enthalten zahlreiche Nährstoffe wie Vitamin B12, Zink, Selen, Kupfer und Omega-3-Fettsäuren. Zusammen mit zart-knackigem Gemüse ergibt sich eine nahrhafte und köstliche Mahlzeit. Sie können das Gemüse nach Belieben mit dem austauschen, was Sie gerade zur Hand haben.

PORTIONEN: 4

ZUBEREITUNGSZEIT: 5 Minuten

KOCHZEIT: 12 Minuten

2 Esslöffel kaltgepresstes Olivenöl, aufgeteilt

12 große Jakobsmuscheln (ca. 1 Pfund), Seitenmuskeln entfernt, trocken getupft

⅛ Teelöffel frisch gemahlener schwarzer Pfeffer

8 Unzen Spargel, abgeschnittene Enden

1 Tasse Zuckererbsen

1 Tasse Babymöhren, der Länge nach halbiert

1 mittelgroße Schalotte, fein gewürfelt

2 Knoblauchzehen, gehackt

¼ Tasse natriumreduzierte Gemüsebrühe

6 Unzen Babyspinat

1. In einer großen Pfanne 1 Esslöffel Olivenöl auf mittlerer bis hoher Stufe erhitzen. Die Jakobsmuscheln mit schwarzem Pfeffer bestreuen und in die Bratpfanne geben. Etwa 2 Minuten pro Seite braten, bis sie leicht goldbraun sind. Auf einen Teller geben und locker mit Alufolie abdecken, um sie warm zu halten.
2. Den restlichen 1 Esslöffel Olivenöl zusammen mit dem Spargel, den Zuckererbsen, den Karotten, der Schalotte und dem Knoblauch in die Pfanne geben. Etwa 4 Minuten unter häufigem Rühren kochen, bis das Gemüse zart und knackig ist. Die Gemüsebrühe und den Spinat hinzufügen und 1 bis 2 Minuten kochen, bis der Spinat leicht verwelkt ist.
3. Das Gemüse zusammen mit den Jakobsmuscheln servieren.
4. Die Reste in einem luftdichten Behälter bis zu 5 Tage im Kühlschrank aufbewahren.

Pro Portion: Kalorien: 182; Gesamtfett: 8g; Gesättigtes Fett: 1g; Natrium: 502mg; Kohlenhydrate: 13g; Zucker: 4g; Ballaststoffe: 4g; Eiweiß: 17g

Langsam Gekochtes Pilz-Schweinefilet mit Kartoffeln und Rosenkohl

GLUTENFREI NUSSFREI SOJAFREI

Dieses komplette Slow-Cooker-Gericht ist saftig und schmackhaft. Wenn Sie keinen frischen Rosmarin haben, ersetzen Sie ihn durch 2 Teelöffel getrockneten Rosmarin. Damit die Kartoffeln und der Rosenkohl knusprig werden, geben Sie sie nach dem Garen im Langsamkocher auf ein Backblech und grillen sie vor dem Anrichten 3 bis 5 Minuten auf höchster Stufe.

PORTIONEN: 6
ZUBEREITUNGSZEIT: 10 Minuten
KOCHZEIT: 3 bis 8 Stunden

1½ Pfund Schweinslende
½ Teelöffel Salz
½ Teelöffel frisch gemahlener schwarzer Pfeffer
1 Pfund Rosenkohl, Enden abgeschnitten
1 Pfund neue (rote) Kartoffeln, halbiert
8 Unzen weiße Champignons, in Scheiben geschnitten
2 mittelgroße Schalotten, in Scheiben geschnitten
2 Tassen natriumreduzierte Hühnerbrühe
2 Rosmarinzweige, gehackt
2 Esslöffel Speisestärke
1 Esslöffel Dijon-Senf
½ Teelöffel getrockneter Salbei
⅔ Tasse fettarmer griechischer Joghurt

1. Das Schweinefleisch mit Salz und Pfeffer würzen. Zusammen mit dem Rosenkohl, den Kartoffeln, den Pilzen und den Schalotten in einen langsamen Kocher geben.
2. In einer mittelgroßen Schüssel die Hühnerbrühe, den Rosmarin, die Maisstärke, den Senf und den Salbei miteinander verquirlen. Die Soße über das Schweinefleisch und das Gemüse gießen.
3. Zudecken und auf niedriger Stufe 6 bis 8 Stunden oder auf hoher Stufe 3 bis 4 Stunden kochen, bis das Schweinefleisch vollständig durchgegart ist (die Innentemperatur beträgt mindestens 145°F).
4. Das Filet auf ein Schneidebrett legen und zum Servieren in Scheiben schneiden, dann das Fleisch wieder in den langsamen Kocher geben. Den Joghurt unterrühren und servieren.
5. Die Reste in einem luftdichten Behälter bis zu 5 Tage im Kühlschrank aufbewahren.

VARIATIONSTIPP: Für die Zubereitung im Backofen geben Sie die Zutaten nicht in den Slow Cooker, sondern wie angegeben in eine große Auflaufform oder einen Dutch Oven. Bei 350°F etwa 35 Minuten backen, oder bis das Schweinefleisch 145°F erreicht hat.

Pro Portion: Kalorien: 266; Gesamtfett: 5g; Gesättigtes Fett: 1g; Natrium: 318mg; Kohlenhydrate: 25g; Zucker: 4g; Ballaststoffe: 5g; Eiweiß: 32g

Gebratenes Rindfleisch und Paprika

MILCHFREI GLUTENFREI NUSSFREI

Flankensteak ist ein mageres und schmackhaftes Stück Rindfleisch. Es ist schnell gar und passt gut zu Paprika und Zwiebeln, wenn es unter Rühren gebraten wird - ein einfaches, köstliches Gericht. Um dieses Gericht zu vervollständigen, servieren Sie es mit braunem Reis, Quinoa oder Vollkornnudeln.

PORTIONEN: 4
ZUBEREITUNGSZEIT: 15 Minuten
KOCHZEIT: 15 Minuten

¼ Tasse Tamari mit reduziertem Natriumgehalt
3 Knoblauchzehen, gehackt
1½ Esslöffel brauner Zucker
1 Esslöffel Speisestärke
1½ Teelöffel Sesamöl
1 Teelöffel geschälten und geriebenen Ingwer
2 Esslöffel kaltgepresstes Olivenöl, aufgeteilt
1 mittelgroße rote Paprika, entkernt und in Scheiben geschnitten
1 mittelgroße grüne Paprika, entkernt und in Scheiben geschnitten
1 mittelgroße gelbe Zwiebel, in Scheiben geschnitten
1 Pfund Flankensteak, in dünne Scheiben gegen die Faser geschnitten
¼ Teelöffel Salz
¼ Teelöffel frisch gemahlener schwarzer Pfeffer

1. Tamari, Knoblauch, braunen Zucker, Maisstärke, Sesamöl und Ingwer in einer kleinen Schüssel verquirlen. Die Mischung beiseite stellen.
2. In einer großen Pfanne 1 Esslöffel Olivenöl bei mittlerer bis hoher Hitze erhitzen. Paprika und Zwiebel hinzufügen und ca. 3 Minuten lang knusprig braten. Das Gemüse in eine Schüssel geben und locker mit Alufolie abdecken, um es warm zu halten.
3. Den restlichen 1 Esslöffel Olivenöl in die Pfanne geben und die Hitze auf hohe Stufe erhöhen. Die Steakstreifen mit Salz und Pfeffer würzen und in die Pfanne geben. Etwa 5 Minuten braten, bis sie gebräunt sind. Paprika und Zwiebeln wieder in die Pfanne geben und die Soße angießen. Unter häufigem Rühren köcheln lassen, bis die Sauce eingedickt und alles durcherhitzt ist, etwa 2 Minuten. Heiß servieren.
4. Die Reste in einem luftdichten Behälter bis zu 5 Tage im Kühlschrank aufbewahren.

Pro Portion: Kalorien: 321; Gesamtfett: 18g; Gesättigtes Fett: 5g; Natrium: 785mg; Kohlenhydrate: 13g; Zucker: 7g; Ballaststoffe: 2g; Eiweiß: 27g

KAPITEL 9

Nachspeisen

Gegrillte Steinfrüchte mit Balsamico-Glasur

MILCHFREI GLUTENFREI NUSSFREI SOJAFREI VEGAN

Obst zum Nachtisch ist eine großartige, gesunde Option, die natürlichen Zucker, Ballaststoffe, Antioxidantien, Vitamine und Mineralien enthält. Bringen Sie Abwechslung ins Spiel, indem Sie Ihrem einfachen Obst mit ein paar einfachen Zutaten einen Geschmacksschub verleihen. In diesem Rezept wird das Steinobst erhitzt und gegrillt, wodurch es noch saftiger wird, und dann mit einer süßen und würzigen Balsamico-Glasur übergossen.

PORTIONEN: 4
ZUBEREITUNGSZEIT: 5 Minuten
KOCHZEIT: 15 Minuten

½ Tasse Balsamico-Essig
3 Esslöffel reiner Ahornsirup
4 Stück ganzes Steinobst, wie Aprikosen, Nektarinen, Pfirsiche oder Pflaumen, halbiert und entkernt
1 Esslöffel Avocadoöl

1. Balsamicoessig und Ahornsirup in einem kleinen Topf bei mittlerer Hitze zum Kochen bringen, die Hitze auf mittlere bis niedrige Stufe reduzieren und etwa 10 Minuten köcheln lassen, bis die Flüssigkeit um die Hälfte reduziert ist. Vom Herd nehmen und beiseite stellen.
2. Einen Grill oder eine Grillpfanne im Haus auf mittlere Hitze vorheizen. Das Fruchtfleisch jeder Fruchthälfte mit Avocadoöl einpinseln.
3. Die Fruchthälften mit der Schnittseite nach unten auf den Grill oder die Grillpfanne legen. 3 bis 4 Minuten garen, oder bis das Obst weich wird und Grillspuren aufweist. Das Obst vom Herd nehmen und auf 4 Servierschalen verteilen, 2 Hälften pro Schale. Mit der Balsamicoglasur beträufeln und genießen.
4. Reste in einem luftdichten Behälter im Kühlschrank bis zu 3 Tage aufbewahren.

Pro Portion: Kalorien: 160; Gesamtfett: 4g; Gesättigtes Fett: 0g; Natrium: 9mg; Kohlenhydrate: 30g; Zucker: 25g; Ballaststoffe: 2g; Eiweiß: 2g

Zimt-Haferflocken-Kekse

NUSSFREI SOJAFREI VEGETARISCH

Kekse sind erlaubt, auch wenn man Diabetes hat. Diese einfachen, aber köstlichen Kekse sind weich und fluffig. Sie sind nicht übermäßig süß, stillen aber dennoch Ihre Naschkatzen. Ich verwende normalen griechischen Joghurt als Butterersatz, wodurch der Fettgehalt sinkt und der Proteingehalt steigt. Dadurch werden die Kekse vielleicht nicht so breit wie herkömmliche Haferflockenkekse, aber sie sind immer noch so köstlich wie eh und je.

Ergibt: 2 Dutzend Kekse
ZUBEREITUNGSZEIT: 15 Minuten
KOCHZEIT: 10 Minuten

1 großes Ei
½ Tasse fettarmer griechischer Joghurt
½ Tasse ungesüßtes Apfelmus
2 Esslöffel verpackter brauner Zucker
1 Teelöffel gemahlener Zimt
½ Teelöffel Backpulver
½ Teelöffel Vanilleextrakt
¼ Teelöffel Backpulver
¼ Teelöffel Salz
1½ Tassen Haferflocken, geteilt
1 Tasse weißes Weizenvollkornmehl

1. Den Ofen auf 375°F vorheizen. Ein Backblech mit einer Silikonbackmatte oder Pergamentpapier auslegen.
2. In einem Hochleistungsmixer oder einer Küchenmaschine das Ei, den Joghurt, das Apfelmus und den braunen Zucker 30 bis 60 Sekunden lang mixen, bis sie vermischt sind. Zimt, Backpulver, Vanille, Backpulver, Salz und ¾ Tasse Haferflocken hinzufügen. So lange pulsieren, bis ein glatter Teig entsteht, dabei die Seiten nach Bedarf abkratzen. Den Mixer oder die Küchenmaschine ausschalten und ausstecken und die restliche ¾ Tasse Haferflocken und das Mehl einrühren, bis alles gut vermischt und angefeuchtet ist.
3. Mit gehäuften Esslöffeln auf das vorbereitete Backblech geben, dabei mit der Rückseite eines Löffels auf den Teig drücken, um die Kekse etwas abzuflachen. 8 bis 10 Minuten backen, oder bis die Ränder fest und die Oberseiten leicht gebräunt sind. Leicht abkühlen lassen, bevor sie auf ein Gitterrost gelegt werden.
4. In einem luftdichten Behälter bei Raumtemperatur bis zu 7 Tage aufbewahren.

Pro Portion (2 Kekse): Kalorien: 105; Gesamtfett: 2g; Gesättigtes Fett: 0g; Natrium: 119mg; Kohlenhydrate: 19g; Zucker: 4g; Ballaststoffe: 2g; Eiweiß: 5g

Erdbeer-Banane "Nice Cream"

GLUTENFREI NUSSFREI SOJAFREI VEGETARISCH VEGANE OPTION

Mit nur vier Zutaten enthält diese einfache und süße Leckerei keinen Zuckerzusatz - nur natürlichen Zucker aus Früchten und Milch. Genießen Sie an jedem Tag der Woche eine kalte Leckerei, indem Sie sie selbst zu Hause zubereiten. Verwenden Sie anstelle der Kuhmilch Ihre bevorzugte milchfreie Milch, um dieses Rezept vegan zu machen.

PORTIONEN: 4

VORBEREITUNGSZEIT: 5 Minuten, plus 1 Stunde zum Einfrieren

2 Tassen gefrorene Erdbeeren

2 mittelgroße reife Bananen

⅔ Tasse 1% fettarme Milch

1 Teelöffel Vanilleextrakt

1. Erdbeeren, Bananen, Milch und Vanille in einen leistungsstarken Mixer oder eine Küchenmaschine geben. Auf höchster Stufe pürieren, dabei bei Bedarf die Seiten abkratzen, bis eine glatte und cremige Konsistenz erreicht ist (etwa 1 Minute).
2. Die Mischung in eine 1½-Quart-Laibform oder einen anderen gefriersicheren Behälter geben. Abdecken und für mindestens 1 Stunde in den Gefrierschrank stellen, oder bis die gewünschte Konsistenz erreicht ist. In Servierschalen füllen und genießen.
3. In einem luftdichten Behälter im Gefrierschrank bis zu 3 Monate aufbewahren.

TIPP: Die Erdbeeren können ganz oder teilweise durch eine beliebige Kombination gefrorener Beeren wie Himbeeren, Heidelbeeren und/oder Brombeeren ersetzt werden.

Pro Portion: Kalorien: 111; Gesamtfett: 1g; Gesättigtes Fett: 0g; Natrium: 32mg; Kohlenhydrate: 26g; Zucker: 14g; Ballaststoffe: 4g; Eiweiß: 3g

Kürbis-Vollkornbrot

MILCHFREIE VARIANTE (SIEHE KOPFNOTE) NUSSFREI SOJAFREI VEGETARISCH

Dieses süße und saftige Brot enthält dank des Kürbisses eine Dosis Vitamin A für den Tag. Die Verwendung von weißem Vollkornmehl sorgt für eine leichte Textur und liefert dennoch alle Nährstoffe von Vollkorn. Bestreichen Sie das Brot mit Nussbutter für einen köstlichen Genuss. Ersetzen Sie die Kuhmilch durch Ihre bevorzugte nussfreie, sojafreie oder milchfreie Milch, z. B. Hafermilch, um eine milchfreie Variante zu erhalten.

PORTIONEN: 12
ZUBEREITUNGSZEIT: 5 Minuten
KOCHZEIT: 50 Minuten

Antihaft-Kochspray
2 Tassen weißes Weizenvollkornmehl oder Weizenvollkorngebäckmehl
2 Teelöffel Kürbiskuchengewürz
2 Teelöffel Backpulver
1 Teelöffel gemahlener Zimt
½ Teelöffel Backpulver
½ Teelöffel Salz
1 Tasse reines Kürbispüree
2 große Eier
¾ Tasse 1% fettarme Milch
½ Tasse ungesüßtes Apfelmus
¼ Tasse reiner Ahornsirup
2 Esslöffel Avocadoöl
1 Teelöffel Vanilleextrakt
2 Esslöffel Kürbiskerne (Pepitas) (optional)

1. Heizen Sie den Ofen auf 350°F vor. Eine 1½-Quart-Hackbratenform mit Antihaft-Kochspray einsprühen und beiseite stellen.
2. In einer großen Schüssel Mehl, Kürbiskuchengewürz, Backpulver, Zimt, Natron und Salz verquirlen. In einer mittelgroßen Schüssel Kürbispüree, Eier, Milch, Apfelmus, Ahornsirup, Öl und Vanille verrühren. Die feuchten Zutaten zu den trockenen Zutaten geben und verrühren, bis alles gut vermischt ist.
3. Den Teig in die vorbereitete Laibform geben und die Kürbiskerne (falls verwendet) darüber streuen. 47 bis 50 Minuten backen, oder bis ein Zahnstocher in der Mitte sauber herauskommt. Vor dem Aufschneiden etwas abkühlen lassen.
4. In einem luftdichten Behälter bei Raumtemperatur 2 Tage oder im Kühlschrank bis zu 5 Tage aufbewahren.

ZUBEREITUNGSTIPP: Geben Sie bis zu 1 Esslöffel geriebene Orangenschale in den Teig, um den Geschmack dieses schnellen Brotes zu verstärken. Fügen Sie ½ Tasse gehackte Nüsse für zusätzliche Knusprigkeit hinzu.

Pro Portion: Kalorien: 138; Gesamtfett: 4g; Gesättigtes Fett: 1g; Natrium: 231mg; Kohlenhydrate: 23g; Zucker: 7g; Ballaststoffe: 3g; Eiweiß: 4g

Apfel-Pekannuss-Strudel

SOJAFREI VEGETARISCH

Wenn man Obst in ein Dessert einbaut, ist es nicht nur köstlich, sondern hat auch einen hohen Nährwert. Die säuerlichen Äpfel sorgen für Süße, ohne übermäßig süß zu sein, während die Nüsse und Haferflocken einen subtilen herzhaften Geschmack verleihen. Die Verwendung des vorgefertigten Teigs spart Zeit und macht die Zubereitung dieser Leckerei zum Kinderspiel.

PORTIONEN: 6
ZUBEREITUNGSZEIT: 15 Minuten
KOCHZEIT: 30 Minuten

½ Tasse gehackte Pekannüsse
½ Tasse Haferflocken
¼ Tasse reiner Ahornsirup
1 Esslöffel Avocadoöl
1 Teelöffel gemahlener Zimt
¼ Teelöffel gemahlene Muskatnuss
3 mittelgroße säuerliche Äpfel, geschält, entkernt und in dünne Scheiben geschnitten
1 Esslöffel frisch gepresster Zitronensaft
8 Unzen (1 Blatt) gefrorener Blätterteig, aufgetaut
1½ Teelöffel ungesalzene Butter, geschmolzen

1. Den Ofen auf 375°F vorheizen. Ein Backblech mit einer Silikonbackmatte oder Pergamentpapier auslegen.
2. In einer großen Schüssel Pekannüsse, Haferflocken, Ahornsirup, Öl, Zimt und Muskatnuss vermischen. Die Apfelscheiben und den Zitronensaft hinzufügen und schwenken, bis die Äpfel gleichmäßig bedeckt sind.
3. Den Blätterteig auf das vorbereitete Backblech legen. Die Apfelfüllung auf die Hälfte des Teigs geben, dabei einen Rand von etwa einem Zentimeter frei lassen. Die andere Hälfte des Teigs über die Füllung klappen und die Ränder zusammendrücken und nach unten stecken. Den Teig mit der Nahtseite nach unten aufrollen. Die Oberseite leicht mit der geschmolzenen Butter bestreichen.
4. 25 bis 30 Minuten backen, bis sie goldbraun sind. Vor dem Aufschneiden und Servieren etwas abkühlen lassen.
5. In einem luftdichten Behälter bei Raumtemperatur 2 Tage oder im Kühlschrank bis zu 5 Tage aufbewahren.

TIPP ZUM AUSWECHSELN: Tauschen Sie die Pekannüsse gegen gehackte Walnüsse oder Mandeln aus, um etwas Abwechslung zu schaffen.

Pro Portion: Kalorien: 419; Gesamtfett: 25g; Gesättigtes Fett: 5g; Natrium: 104mg; Kohlenhydrate: 46g; Zucker: 18g; Ballaststoffe: 5g; Eiweiß: 5g

Streusel aus Birne und Walnuss

MILCHFREI SOJAFREI VEGAN

Der Duft dieses Streusels wird Ihre Küche zum Kochen bringen. Die Birnen sind zart und süß, und der nussige Belag sorgt für einen herrlich herzhaften Knusper. Mit diesem leichten Crumble können Sie problemlos ein Dessert in Ihren Diabetes-Essensplan aufnehmen. Servieren Sie ihn nach Belieben mit einem Klecks Schlagsahne.

PORTIONEN: 6
ZUBEREITUNGSZEIT: 15 Minuten
KOCHZEIT: 25 Minuten, plus 10 Minuten zum Ruhen

Antihaft-Kochspray
5 Esslöffel Weizenvollkornmehl, aufgeteilt
1 Esslöffel reiner Ahornsirup
1 Esslöffel frisch gepresster Zitronensaft
4 Tassen frische oder eingemachte (abgetropfte) Birnen in Scheiben geschnitten
¾ Tasse Haferflocken
⅓ Tasse gehackte Walnüsse
¼ Tasse brauner Zucker
½ Teelöffel gemahlener Zimt
¼ Teelöffel gemahlene Muskatnuss
⅛ Teelöffel Salz
2 Esslöffel Avocadoöl

1. Den Ofen auf 400°F vorheizen. Eine quadratische Auflaufform (8 Zoll) mit Antihaft-Spray bestreichen.
2. In einer mittelgroßen Schüssel 1 Esslöffel Mehl, den Ahornsirup und den Zitronensaft vermischen, dann die Birnen hinzufügen und gut durchschwenken, bis sie gleichmäßig bedeckt sind. Die Birnenmischung in der vorbereiteten Auflaufform verteilen.
3. In einer anderen mittelgroßen Schüssel Haferflocken, Nüsse, braunen Zucker, die restliche ¼ Tasse Mehl, Zimt, Muskatnuss und Salz vermischen. Das Öl einträufeln und umrühren, bis die Masse gleichmäßig angefeuchtet ist. Die Birnen gleichmäßig mit der Streuselmischung bestreuen.
4. 20 bis 25 Minuten backen, oder bis die Oberseite gebräunt und die Füllung blubbernd ist. Vor dem Servieren mindestens 10 Minuten ruhen lassen.
5. Abgedeckt im Kühlschrank 3 bis 5 Tage aufbewahren.

Pro Portion: Kalorien: 272; Gesamtfett: 10g; Gesättigtes Fett: 1g; Natrium: 56mg; Kohlenhydrate: 44g; Zucker: 22g; Ballaststoffe: 6g; Eiweiß: 5g

Avocado-Schokoladen-Mousse

GLUTENFREI NUSSFREI SOJAFREI VEGETARISCH

Wenn Sie Avocado noch nicht als Bestandteil Ihres Desserts probiert haben, werden Sie sicher angenehm überrascht sein. Avocado verleiht dieser Mousse eine cremige Konsistenz und liefert Ballaststoffe, gesunde Fette, Vitamine und Mineralien. Die Schokolade harmoniert gut mit der Avocado und macht sie zu einem seidig-zarten Genuss. Wenn Sie möchten, können Sie einen Klecks Schlagsahne auf die Mousse geben, um den reichen Schokoladengeschmack zu ergänzen.

PORTIONEN: 6

VORBEREITUNGSZEIT: 5 Minuten, plus 1 Stunde zum Kühlen

2 reife mittlere Avocados, halbiert, geschält und entkernt

¼ Tasse ungesüßtes Kakaopulver

¼ Tasse Kakaonibs oder halbsüße Schokoladenstückchen, geschmolzen

¼ Tasse 1% fettarme Milch

¼ Tasse reiner Ahornsirup

1 Teelöffel Vanilleextrakt

⅛ Teelöffel Salz

1. Avocados, Kakaopulver, Kakaonibs, Milch, Ahornsirup, Vanille und Salz in einen Hochleistungsmixer oder eine Küchenmaschine geben. 1 bis 2 Minuten lang pürieren, dabei bei Bedarf anhalten und die Seiten abkratzen. Abschmecken und bei Bedarf teelöffelweise mehr Ahornsirup hinzufügen.
2. Die Mousse in eine Schüssel geben und abdecken. Die Mousse in den Kühlschrank stellen und etwa 1 Stunde lang kühlen. Auf Servierschalen aufteilen und genießen.
3. Abgedeckt im Kühlschrank 3 bis 5 Tage aufbewahren.

TIPP: Anstelle des Ahornsirups kann auch Honig in der gleichen Menge verwendet werden.

Pro Portion: Kalorien: 192; Gesamtfett: 13g; Gesättigtes Fett: 3g; Natrium: 64mg; Kohlenhydrate: 22g; Zucker: 13g; Ballaststoffe: 6g; Eiweiß: 3g

Chia-Pudding mit gemischten Beeren und Kokosnuss

MILCHFREI GLUTENFREI SOJAFREI VEGAN

Chia-Samen sind winzig, aber vollgepackt mit Nährstoffen, wie Antioxidantien, Omega-3-Fettsäuren, Kalzium und Eisen. Sie haben einen milden, nussigen Geschmack und quellen in Verbindung mit Flüssigkeit auf, was sie perfekt für einen nährstoffreichen Pudding macht.

PORTIONEN: 4

VORBEREITUNGSZEIT: 5 Minuten, plus 3 Stunden zum Kühlen

1 (14-Unzen) Dose fettarme Kokosmilch

1½ Esslöffel reiner Ahornsirup

1 Teelöffel Vanilleextrakt

⅓ Tasse Chiasamen

1 Tasse gemischte Beeren (Himbeeren, Brombeeren, Heidelbeeren)

Gemahlener Zimt, zum Garnieren (optional)

1. In einer mittelgroßen Schüssel die Kokosmilch, den Ahornsirup und die Vanille verquirlen. Die Chiasamen langsam und nach und nach einrühren, bis sie vollständig vermischt sind.
2. Den Pudding abdecken und mindestens 3 Stunden oder über Nacht in den Kühlschrank stellen, damit der Pudding fest wird.
3. Nachdem er fest geworden ist, noch einmal umrühren und den Pudding in 4 Servierschüsseln geben und mit je ¼ Tasse Beeren belegen. Mit gemahlenem Zimt bestreut servieren (falls verwendet).
4. Die Reste in einem luftdichten Behälter bis zu 5 Tage im Kühlschrank aufbewahren.

LAGERUNGSTIPP: Sie können diesen Chia-Pudding in einem luftdichten Behälter bis zu 3 Monate lang einfrieren. Vor dem Servieren über Nacht im Kühlschrank auftauen lassen.

ZUBEREITUNGSTIPP: Geben Sie etwas geröstete Kokosraspeln über den Pudding, um ihn zu verfeinern.

Pro Portion: Kalorien: 241; Gesamtfett: 18g; Gesättigtes Fett: 11g; Natrium: 12mg; Kohlenhydrate: 20g; Zucker: 8g; Ballaststoffe: 7g; Eiweiß: 4g

KAPITEL 10

Soßen und Grundnahrungsmittel

Cremiges Chipotle-Limetten-Dressing

GLUTENFREI NUSSFREI SOJAFREI VEGETARISCH

Dieses würzige Dressing verleiht jedem Salat einen Hauch von Pfiff und Würze. Aber diese besondere Sauce sollte nicht nur für Ihren Salat verwendet werden. Sie passt hervorragend zu Pasta, Sandwiches, Huhn, Fisch, Rindfleisch, gebratenem Gemüse und vielem mehr. Fügen Sie eine Prise Chilipulver hinzu, um die Soße noch schärfer zu machen.

Ergibt: 1 Tasse

ZUBEREITUNGSZEIT: 5 Minuten

¾ Tasse fettarmer griechischer Joghurt

1 Chipotle-Pfeffer in Adobo-Sauce, plus 1 bis 2 Teelöffel Adobo-Sauce

1 Esslöffel frisch gepresster Limettensaft

1 Teelöffel geriebene Limettenschale

1 Knoblauchzehe, geschält

½ Teelöffel geräucherter Paprika

¼ Teelöffel Salz

¼ Teelöffel frisch gemahlener schwarzer Pfeffer

1. Joghurt, Chipotle-Pfeffer, Adobosauce, Limettensaft, Limettenschale, Knoblauch, Paprika, Salz und Pfeffer in einen Mixer oder eine Küchenmaschine geben. Auf höchster Stufe 30 bis 45 Sekunden lang pürieren, bis die Masse glatt und cremig ist. Servieren.
2. Sofort servieren oder in einem verschlossenen Glas oder Behälter bis zu 1 Woche im Kühlschrank aufbewahren. Als Salatdressing, als Belag für Tacos, Nachos oder Power Bowls, als Würze für Sandwiches oder Wraps oder als Dip für Hähnchenstreifen oder gebackene Süßkartoffeln verwenden.

Pro Portion (2 Esslöffel): Kalorien: 16; Gesamtfett: 0g; Gesättigtes Fett: 0g; Natrium: 81mg; Kohlenhydrate: 2g; Zucker: 1g; Ballaststoffe: 0g; Eiweiß: 2g

Joghurt-Dill-Sauce

GLUTENFREI NUSSFREI SOJAFREI VEGETARISCH

Dieses einfache Rezept mit 5 Zutaten ist so einfach wie möglich. Durch die Verwendung von fettfreiem griechischem Joghurt anstelle von saurer Sahne wird der Fettgehalt reduziert und der Proteingehalt erhöht, während gleichzeitig ein würziger Geschmack entsteht. Es ist eine vielseitige Soße und ein Dip, den Sie zu Beginn der Woche zubereiten und die ganze Woche über verwenden können: als Topping für Fisch, als Dip für Gemüse und Pommes frites oder als Soße für Pita-Wraps oder Power Bowls.

Ergibt: 1 Tasse

ZUBEREITUNGSZEIT: 5 Minuten

1 Tasse fettarmer griechischer Joghurt

1½ Esslöffel frisch gepresster Zitronensaft

1 Esslöffel getrocknetes Dillkraut oder 2 Esslöffel gehackter frischer Dill

¼ Teelöffel Salz

¼ Teelöffel frisch gemahlener schwarzer Pfeffer

1. In einer kleinen Schüssel Joghurt, Zitronensaft, Dill, Salz und Pfeffer verquirlen, bis alles gut vermischt ist. Servieren.
2. In einem verschlossenen Glas oder Behälter bis zu 1 Woche im Kühlschrank aufbewahren.

Pro Portion (2 Esslöffel): Kalorien: 18; Gesamtfett: 0g; Gesättigtes Fett: 0g; Natrium: 84mg; Kohlenhydrate: 1g; Zucker: 1g; Ballaststoffe: 0g; Eiweiß: 3g

Süß-saure Soße

MILCHFREI GLUTENFREI NUSSFREI VEGAN

Eine süß-saure Soße zu Hause selbst herzustellen ist einfacher, als Sie denken. Ich reduziere den Zuckerzusatz, der normalerweise für die Süße verantwortlich ist, indem ich 100-prozentigen Saft und Datteln verwende. Apfelessig sorgt für die saure Note, die die Aromen in dieser Sauce perfekt ausbalanciert.

Ergibt: etwa 1¼ Tassen
ZUBEREITUNGSZEIT: 5 Minuten
KOCHZEIT: 10 Minuten

½ Tasse 100%iger Ananassaft
⅓ Tasse Apfelessig
⅓ Tasse Ketchup
3 Medjool-Datteln, entsteint
2 Knoblauchzehen, geschält
2 Esslöffel Wasser
1 Esslöffel Tamari mit reduziertem Natriumgehalt
2 Teelöffel Speisestärke

1. Ananassaft, Apfelessig, Ketchup, Datteln, Knoblauch, Wasser, Tamari und Speisestärke in einen Mixer oder eine Küchenmaschine geben. Auf höchster Stufe 1 bis 2 Minuten lang mixen, bis eine glatte, gleichmäßige Konsistenz entsteht.
2. Die Soße in einen kleinen Topf bei mittlerer bis hoher Hitze geben. Unter ständigem Rühren auf kleiner Flamme kochen, bis die Sauce dunkel und leicht eingedickt ist, etwa 10 Minuten. Servieren.
3. In einem luftdichten Behälter im Kühlschrank bis zu 7 Tage aufbewahren.

TIPP ZUM AUSWECHSELN: Wenn Sie diese Soße zu 100 % ohne Zuckerzusatz herstellen möchten, suchen Sie sich einen natürlichen Ketchup ohne Zuckerzusatz - oder stellen Sie Ihren eigenen her.

Pro Portion (2 Esslöffel): Kalorien: 40; Gesamtfett: 0g; Gesättigtes Fett: 0g; Natrium: 124mg; Kohlenhydrate: 10g; Zucker: 8g; Ballaststoffe: 1g; Eiweiß: 0g

Himbeer-Vinaigrette

MILCHFREI GLUTENFREI NUSSFREI SOJAFREI VEGETARISCH

Ich liebe diese fruchtige Vinaigrette. Sie ist im Handumdrehen zubereitet und ergibt ein helles, spritziges und frisches Dressing. Himbeeren sind reich an Antioxidantien wie Vitamin C und Quercetin sowie an anderen nützlichen Vitaminen und Mineralien. Das Avocado-Öl sorgt für gesunde Fette, macht das Dressing aber auch kalorienreich, daher sollten Sie auf die Portionsgröße achten. Verwenden Sie es als Dressing für einen grünen Salat oder Nudeln, als Marinade für Fleisch oder Geflügel oder als Grundlage für einen Fruchtdip.

Ergibt: 1 Tasse

ZUBEREITUNGSZEIT: 5 Minuten

¾ Tasse Avocadoöl
¼ Tasse Rotweinessig
¼ Tasse frische Himbeeren
1 Esslöffel Honig
¼ Teelöffel Paprika
⅛ Teelöffel Salz
⅛ Teelöffel frisch gemahlener schwarzer Pfeffer

1. Öl, Essig, Himbeeren, Honig, Paprika, Salz und Pfeffer in einen Mixer geben. Pürieren, bis eine glatte Konsistenz erreicht ist, 30 bis 60 Sekunden. Servieren.
2. In einem verschlossenen Behälter bis zu 7 Tage im Kühlschrank aufbewahren.

TIPP FÜR VARIATIONEN: Für eine Himbeer-Mohn-Vinaigrette bis zu 1 Esslöffel Mohn hinzufügen.

Pro Portion (2 Esslöffel): Kalorien: 192; Gesamtfett: 20g; Gesättigtes Fett: 3g; Natrium: 40mg; Kohlenhydrate: 3g; Zucker: 2g; Ballaststoffe: 0g; Eiweiß: 0g

Klassischer Hummus

MILCHFREI GLUTENFREI NUSSFREI SOJAFREI VEGAN

Hummus ist ein Grundnahrungsmittel in der mediterranen Küche, und seine Vielseitigkeit macht ihn zu einer großartigen Ergänzung für jeden Speiseplan. Man kann ihn auf Sandwiches oder Wraps streichen, als Basis für Soßen verwenden oder als Dip mit gehacktem Gemüse, Fladenbrot oder Chips essen. Ich habe diesem Rezept gemahlene Leinsamen hinzugefügt, um ihm einen zusätzlichen Nährstoffschub zu verleihen.

PORTIONEN: 8

ZUBEREITUNGSZEIT: 15 Minuten

1 (15 Unzen) Dose Kichererbsen ohne Salzzusatz, abgetropft (Flüssigkeit vorbehalten) und abgespült

¼ Tasse gemahlener Leinsamen

2 Esslöffel Olivenöl, plus mehr zum Beträufeln der Oberfläche

2 Esslöffel frisch gepresster Zitronensaft

3 Knoblauchzehen, geschält

½ Teelöffel gemahlener Kreuzkümmel

½ Teelöffel Salz

½ Teelöffel Sesamöl

1. Die Kichererbsen und ¼ Tasse der reservierten Flüssigkeit, Leinsamen, Olivenöl, Zitronensaft, Knoblauch, Kreuzkümmel, Salz und Sesamöl in eine Küchenmaschine geben. Verarbeiten, bis die Masse glatt und cremig ist. Weitere Bohnenflüssigkeit hinzugeben, bis die gewünschte Konsistenz erreicht ist.
2. Den Hummus in eine Schüssel geben. Mit zusätzlichem Olivenöl beträufeln und servieren.
3. In einem luftdichten Behälter im Kühlschrank bis zu 7 Tage aufbewahren.

TIPP FÜR VARIATIONEN: Fügen Sie ½ Tasse geröstete rote Paprika für zusätzlichen Geschmack und Farbe hinzu.

Pro Portion: Kalorien: 108; Gesamtfett: 6g; Gesättigtes Fett: 1g; Natrium: 149mg; Kohlenhydrate: 10g; Zucker: 2g; Ballaststoffe: 3g; Eiweiß: 4g

Basilikum-Pesto-Sauce

GLUTENFREI SOJAFREI

Pesto ist eine Sauce, die ihren Ursprung in Norditalien um das 16. Dieses Rezept ist eine traditionelle Version, obwohl es im Laufe der Jahre viele Variationen gegeben hat. Dank des Olivenöls, der Pinienkerne und des Knoblauchs ist die Sauce sehr gesund für das Herz, aber auch sehr kalorienreich. Sie ist sehr geschmacksintensiv, so dass man mit wenig viel anfangen kann. Servieren Sie sie nach Belieben zu Fleisch, Geflügel, Fisch, Nudeln, Vollkornprodukten, Salaten, Pizza, knusprigem Brot usw. Die Möglichkeiten sind endlos.

Ergibt: 1 Tasse

ZUBEREITUNGSZEIT: 5 Minuten

2 Tassen frische Basilikumblätter
½ Tasse kaltgepresstes Olivenöl
½ Tasse fein geriebener Parmesankäse
¼ Tasse Pinienkerne
3 Knoblauchzehen, geschält
2 Esslöffel frisch gepresster Zitronensaft
¼ Teelöffel Salz
¼ frisch gemahlener schwarzer Pfeffer

1. Basilikum, Olivenöl, Parmesan, Pinienkerne, Knoblauch, Zitronensaft, Salz und Pfeffer in eine Küchenmaschine oder einen Hochleistungsmixer geben und 45 bis 60 Sekunden auf höchster Stufe verarbeiten, bis eine glatte Konsistenz erreicht ist. Servieren.
2. In einem luftdichten Behälter im Kühlschrank bis zu 5 Tage oder im Gefrierfach 3 bis 4 Monate aufbewahren.

VARIATIONSTIPP: Wenn Sie keine Pinienkerne haben, können Sie auch andere Nüsse wie Walnüsse, Mandeln oder Cashewkerne verwenden.

Pro Portion (2 Esslöffel): Kalorien: 178; Gesamtfett: 18g; Gesättigtes Fett: 3g; Natrium: 186mg; Kohlenhydrate: 2g; Zucker: 0g; Ballaststoffe: 0g; Eiweiß: 3g

Apfelwein-Vinaigrette

MILCHFREI GLUTENFREI NUSSFREI SOJAFREI VEGETARISCH

Sie können dieses würzige, leicht süße Dressing nicht nur für Salate verwenden. Apfelessig werden viele gesundheitliche Vorteile nachgesagt, auch für Menschen mit Typ-2-Diabetes. Einige kleine Studien deuten darauf hin, dass der Verzehr von Apfelessig zur Senkung des Blutzuckerspiegels beitragen kann. Dieses Rezept eignet sich hervorragend zum Beträufeln von Salaten, Power Bowls oder gebratenem Gemüse, als Marinade für Hähnchen oder Schweinefleisch oder gemischt in einem Obstsalat.

Ergibt: etwa ⅔ Tasse

ZUBEREITUNGSZEIT: 5 Minuten

⅓ Tasse kaltgepresstes Olivenöl

¼ Tasse Apfelessig

2 Teelöffel Honig

2 Teelöffel Dijon-Senf

1 Knoblauchzehe, gehackt

⅛ Teelöffel frisch gemahlener schwarzer Pfeffer

⅛ Teelöffel Salz

1. Öl, Essig, Honig, Senf, Knoblauch, Pfeffer und Salz in ein kleines Gefäß geben, abdecken und schütteln, bis alles gut vermischt ist. Servieren.
2. Bis zu 1 Woche im Kühlschrank aufbewahren. Das Dressing vor dem Gebrauch gut schütteln, um die Zutaten neu zu kombinieren.

Pro Portion (2 Esslöffel): Kalorien: 139; Gesamtfett: 14g; Gesättigtes Fett: 2g; Natrium: 85mg; Kohlenhydrate: 3g; Zucker: 2g; Ballaststoffe: 0g; Eiweiß: 0g

Pizzateig aus Vollkorn

MILCHFREI NUSSFREI SOJAFREI VEGAN

Mit diesem einfachen und unkomplizierten Rezept können Sie Ihren eigenen Vollkornpizzateig zu Hause herstellen. Weißes Vollkornmehl bietet die gleichen Nährwerte wie Vollkornmehl, verleiht Backwaren aber eine leichtere Textur als herkömmliches Vollkornmehl. Verwenden Sie diesen Teig als Pizzaboden oder für die Herstellung von Brotstangen (siehe Tipp).

Ergibt: 1 (12-Zoll) Kruste
ZUBEREITUNGSZEIT: 15 Minuten

1 Tasse warmes Wasser
2¼ Teelöffel aktive Trockenhefe
1 Teelöffel Zucker
2½ Tassen weißes Weizenvollkornmehl
2 Esslöffel kaltgepresstes Olivenöl
1 Teelöffel italienisches Gewürz
¾ Teelöffel Salz
½ Teelöffel Knoblauchpulver

1. In einer mittelgroßen Schüssel das Wasser, die Hefe und den Zucker verquirlen, bis sich die Hefe aufgelöst hat. Die Mischung 10 Minuten stehen lassen, oder bis sie sprudelnd und cremig ist.
2. Mehl, Olivenöl, italienische Gewürze, Salz und Knoblauchpulver unterrühren. Kneten, bis der Teig glatt ist, etwa 5 Minuten.
3. Den Teig zu einer Kugel rollen. Sofort verwenden oder in einem luftdichten Behälter im Kühlschrank bis zu 3 Tage oder im Gefrierfach bis zu 3 Monate aufbewahren.

ZUBEREITUNGSTIPP: Diesen Teig mit einem Standmixer oder einer Küchenmaschine mit Knethakenaufsatz oder in einem Hochleistungsmixer mit Pulsfunktion zubereiten und kneten.

Abwandlungstipp: Aus diesem Teig Vollkornbrotstangen herstellen, indem man die Teigkugel ausrollt, dann zu Stangen formt und auf ein Backblech legt. Optional: Mit fein geriebenem Parmesankäse bestreuen. Im Ofen bei 425°F 15 bis 20 Minuten backen.

Pro Portion (⅛ des Rezepts): Kalorien: 138; Gesamtfett: 4g; Gesättigtes Fett: 1g; Natrium: 219mg; Kohlenhydrate: 23g; Zucker: 1g; Ballaststoffe: 4g; Eiweiß: 4g

CPSIA information can be obtained
at www.ICGtesting.com
Printed in the USA
LVHW062248220722
724186LV00005B/80

9 781804 141915